瞑想ヨガ
魂のやすらぎ

ワスデーヴァ・ナイア・アイアンガー
Vasudeva Nair Ayyangar

東洋出版

アイアンカー家の秘儀

瞑想へのプレリュード

シャクティ・パワー（主として「性的エネルギー」）を全身に行き渡らせ、身体中に活力を漲らせ、瞑想に入りやすくするための秘儀。

秘儀を行う際の姿勢と印

かたくならず、
リラックスすることが大切。

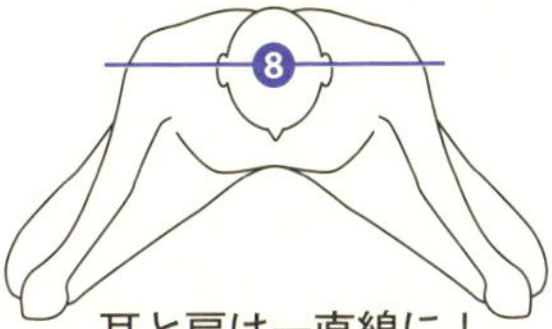

耳と肩は一直線に！

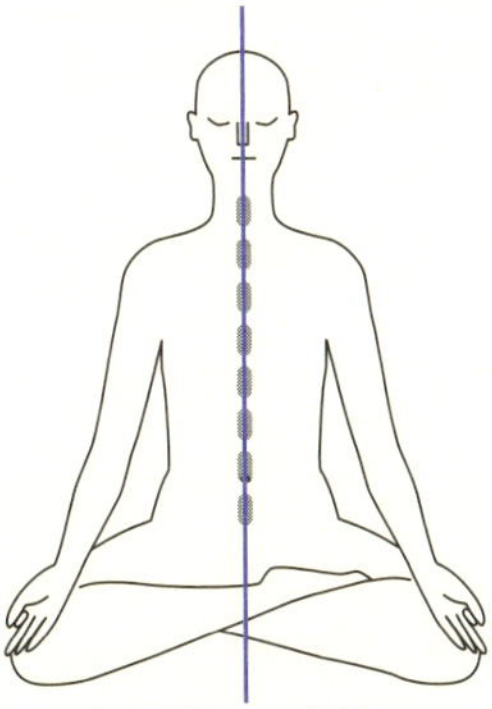

鼻と臍は一直線に！

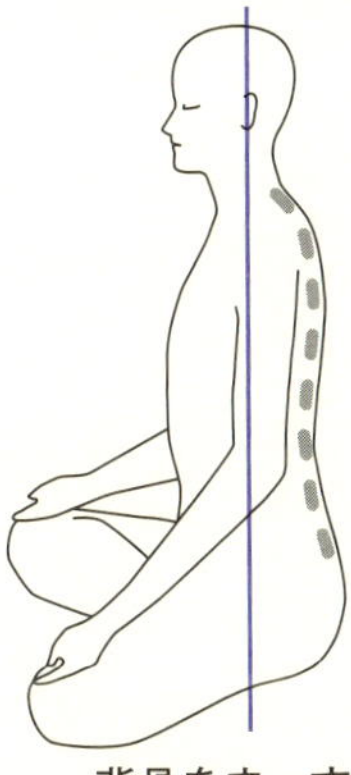

背骨をまっすぐ！

通常時、
意識は❽にある。
この意識を全身の
チャクラに回していく。

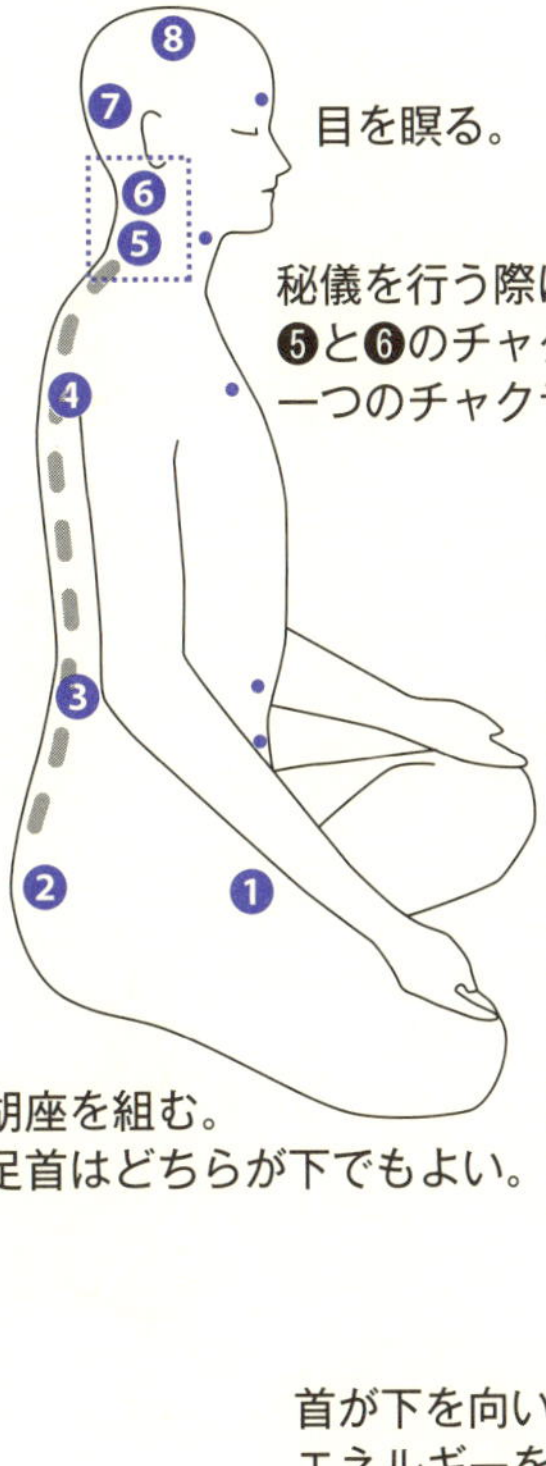

目を瞑る。

秘儀を行う際は、
❺と❻のチャクラは
一つのチャクラとして扱う。

胡座を組む。
足首はどちらが下でもよい。

瞑想のプレリュード前段の印

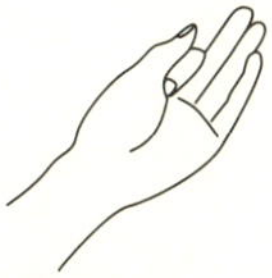

人差し指を
まるめて
親指の付け根に。
両手はそれぞれ、
腿の上におく。

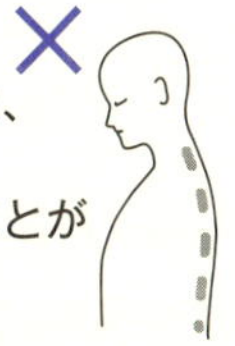

首が下を向いていると、
エネルギーを
全身に行き渡らせることが
できない。

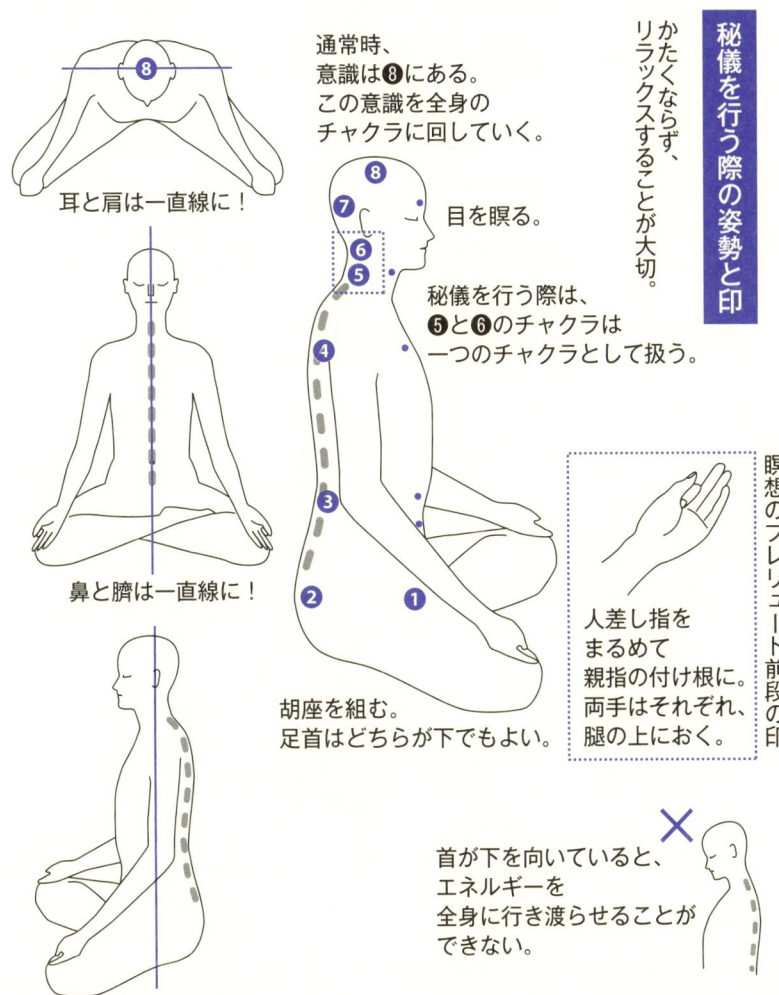

8つのチャクラ (Chakra)——8つのエネルギー・センター

「チャクラ」とは、サンスクリット語で、「光の輪・車輪」の意。ほぼ背骨側に位置する。アイアンカー家では、チャクラの数を、7ではなく、8とする。

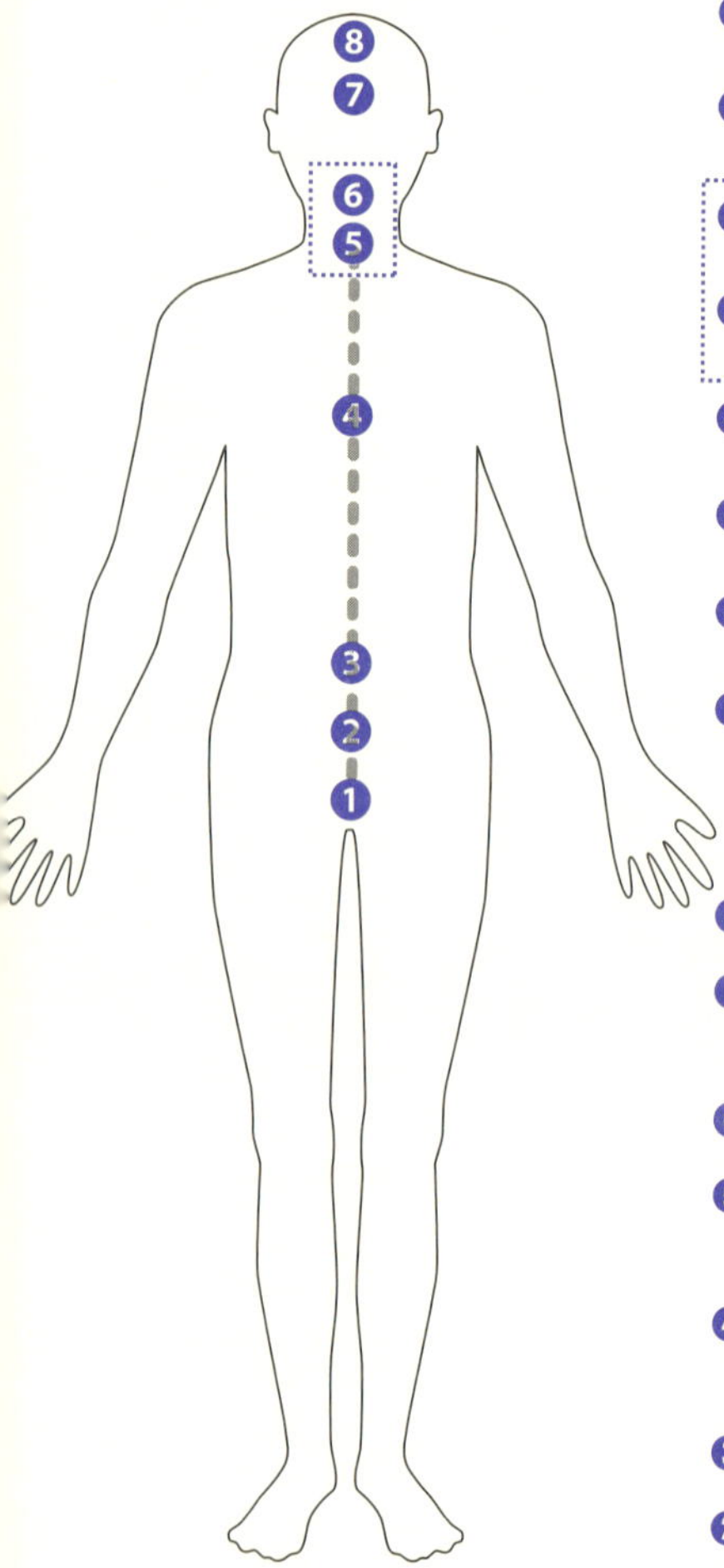

❽ サハスラーラ・チャクラ(第8のチャクラ)
Sahasrara Chakra

❼ アジーナ・チャクラ(第7のチャクラ)
Ajna Chakra

❻ チブーカム・チャクラ(第6のチャクラ)
Chibukam Chakra

❺ ヴィシュッダ・チャクラ(第5のチャクラ)
Vishuddha Chakra

❹ アナハタ・チャクラ(第4のチャクラ)
Anahata Chakra

❸ マニプーラ・チャクラ(第3のチャクラ)
Manipura Chakra

❷ スワディスターナ・チャクラ(第2のチャクラ)
Swadhisthana Chakra

❶ ムーラダーラ・チャクラ(第1のチャクラ)
Muladhara Chakra

❽ 頭頂部

❼ 眉間の少し上の額部（第3の目）から
後頭部にかけての一帯

❻ 下顎と舌部と歯部の延長上の頚骨上部

❺ 咽喉上部で甲状腺の真横の位置から
首の後ろの頚骨上

❹ 両乳首の中間部
心臓から水平移動した背骨上

❸ 臍及び腹部の反対位置の背骨上

❷ 尾骶骨部及び陰部

❶ 性器部

Step 1

前段

大意識を❽から❶へ

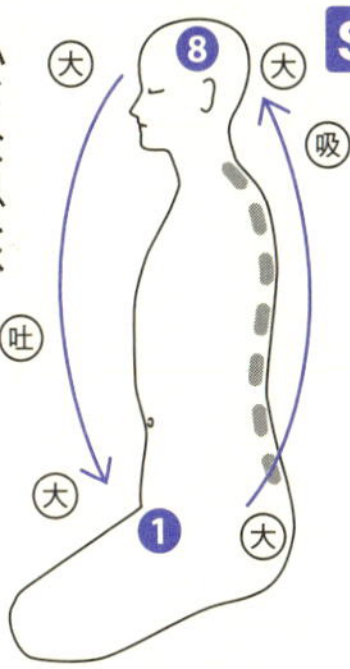

小さな息を、
静かに、
ゆっくり吸い込んで、
吐く。

⇦

息を吸う時に
大意識（殆どすべての意識）を
上げ、
息を吐く時に、
下ろしていくイメージ。

3回繰り返す

3回で、
殆どすべての意識を
❶へ移動できるようにする。

Step 2

クリーニング&トレース

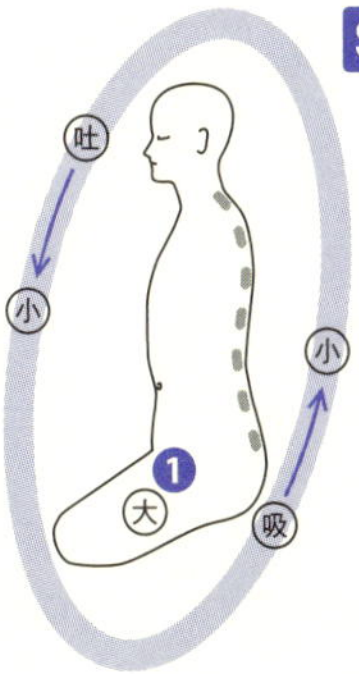

クリーニング&トレース
チャクラを上る
クンダリーニ・エネルギーの
通り道を浄化する。

大意識を、
❶においたまま、
小意識を身体中に回す。

⇦

小さな息を吸う
（意識は背骨側を上る）、
吐く（身体の前面を下る）。

3回繰り返す

3回で、
すべての意識を
❶に集中する。

Step 3

大意識を❶から❷へ

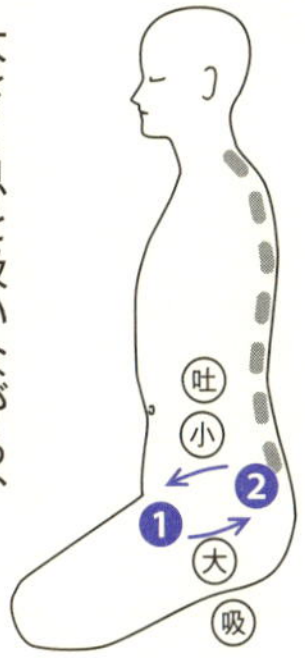

大きく息を吸いながら、
大意識を、
❶から❷へ移動する。

⇦

大きく息を吐きながら、
小意識だけを❶へ戻す。

⇦

大きく息を吸いながら、
小意識を❶から❷へ上げる。

3回繰り返す

❷から❶へ小意識を戻す時の留意点
〈女性の場合〉
子宮上部と卵巣をカバーするように、
ふわりと戻したほうがよい。
〈男性の場合〉
直線的に戻してよいが、
ふわりと戻すことを勧める。

Step 4
大意識を❷から❸へ

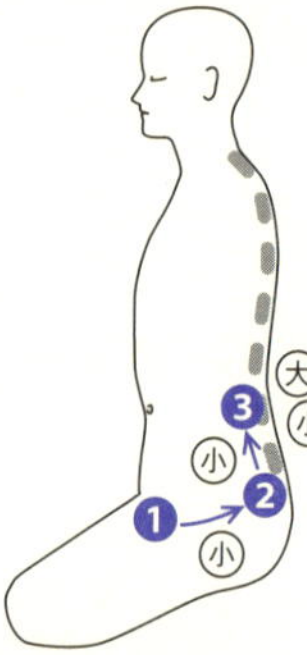

深く息を吸いながら、Step3で、❶に戻した小意識を、❷に上げ、❷の大意識と共に、❸へ移動。

⇦

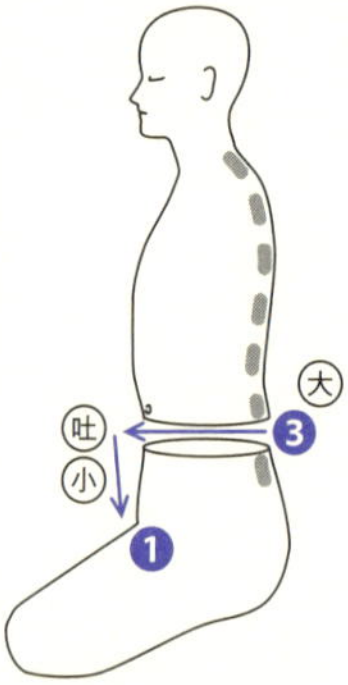

大きく息を吐きながら、身体を輪切りにするイメージで、小意識だけをまっすぐ前に向け、❶に下ろす。

⇦

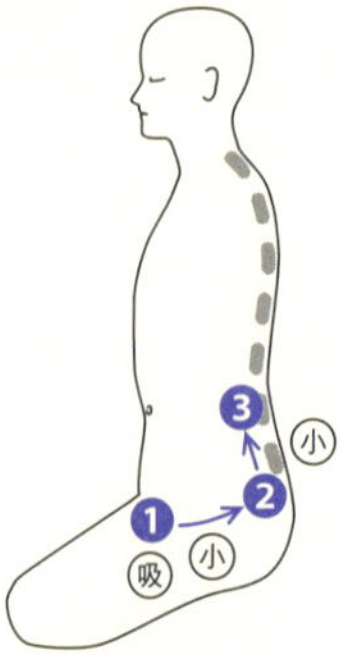

大きく息を吸いながら、小意識を、❶⇩❷⇩❸と上げていく。

3回繰り返す

Step 5
大意識を❸から❹へ

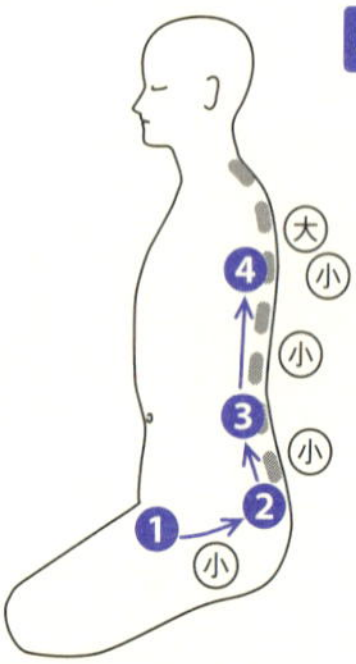

深く大きく強めの息を吸いながら、Step4で、❶に戻した小意識を、❷を経由して、❸の大意識と共に、❹に上げる。

⇦

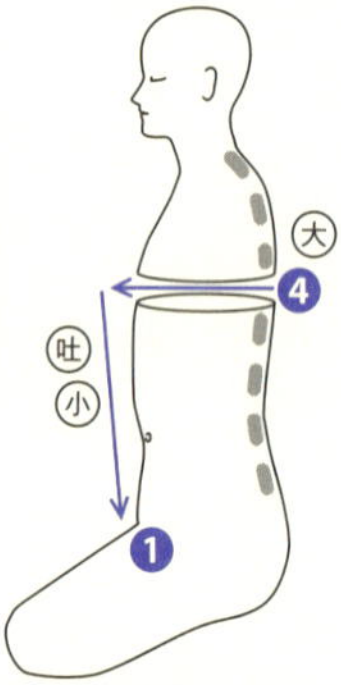

大きく強めの、息を吐きながら、身体を輪切りにするイメージで、小意識だけをまっすぐ前に向け、❶に下ろす。

⇦

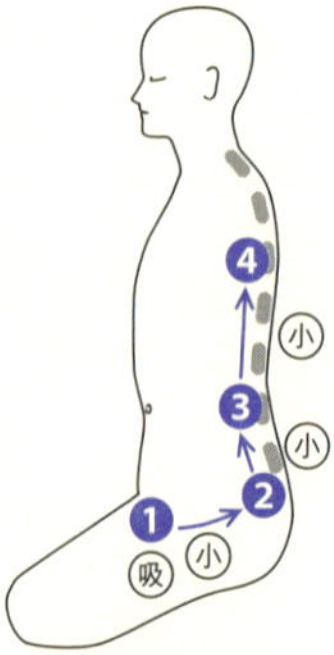

大きく強めの息を吸いながら、小意識を、❶⇩❷⇩❸⇩❹と上げていく。

3回繰り返す

Step 6

大意識を❹から❺❻へ

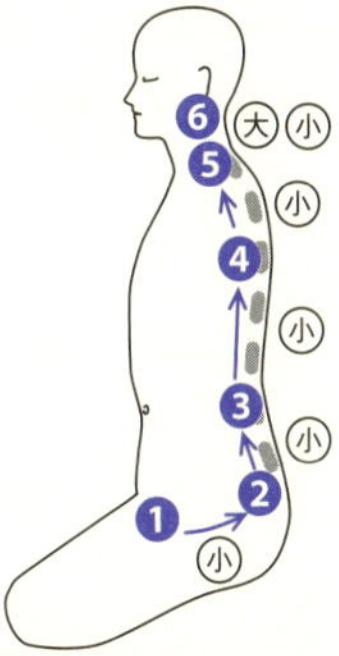

深く大きく強めの息を吸いながら、Step5で、❶に戻した小意識を、❷と❸を経由して、❹の大意識と共に、❺❻に上げる。

⇦

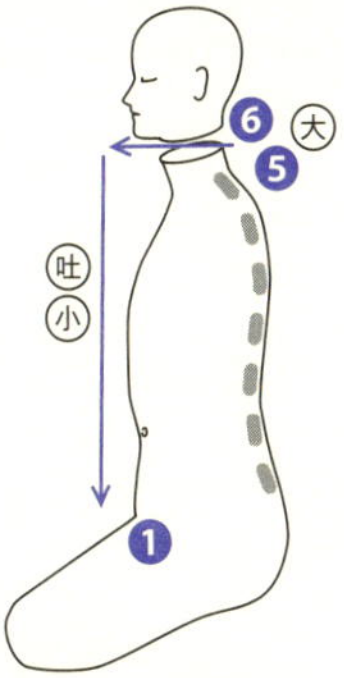

大きく息を吐きながら、下あごに沿って、輪切りにするイメージで、小意識だけをまっすぐ前に向け、❶に下ろす。

⇦

3回繰り返す

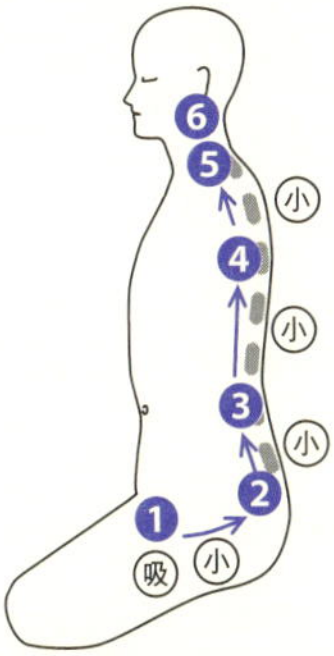

大きく強めの息を吸いながら、小意識を、❶⇩❷⇩❸⇩❹⇩❺❻と上げていく。

Step 7

大意識を❺❻から❼へ

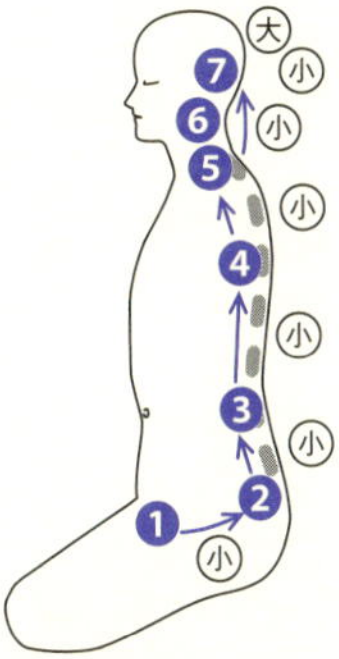

深く大きく強めの息を吸いながら、Step6で、❶に戻した小意識を、❷と❸と❹を経由して、❺❻の大意識と共に、❼に上げる。

⇦

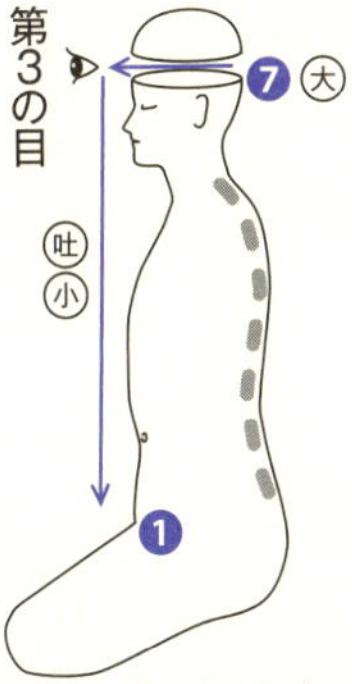

大きく息を吐きながら、頭部を輪切りにするイメージで、小意識だけをまっすぐ前に向け、第3の目から、❶に下ろす。

⇦

3回繰り返す

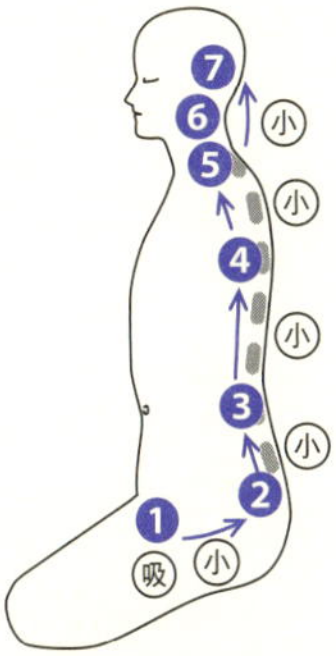

大きく強めの息を吸いながら、小意識を、❶⇩❷⇩❸⇩❹⇩❺❻⇩❼と上げていく。

Step 8
大意識を❼から❽へ

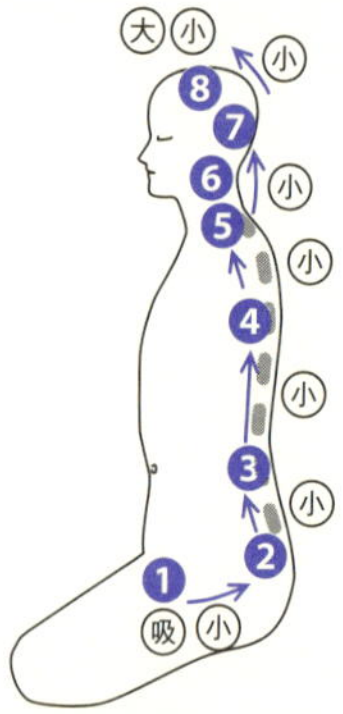

深く大きく強めの息を吸いながら、Step7で、❶に戻した小意識を、❷と❸と❹を経由して、❼の大意識と共に、❽に上げる。

⇦

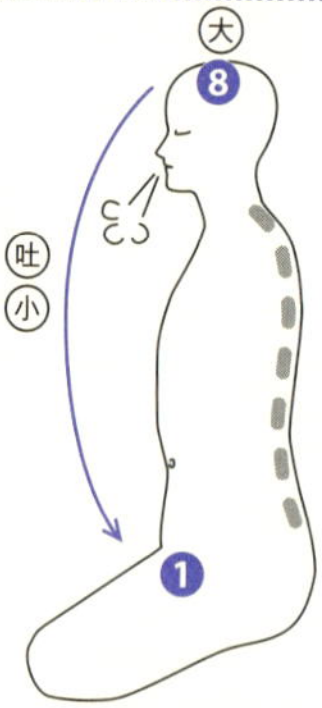

大きく強めの息を一気に吐きながら、小意識だけを❶に下ろす。

⇦

3回繰り返す

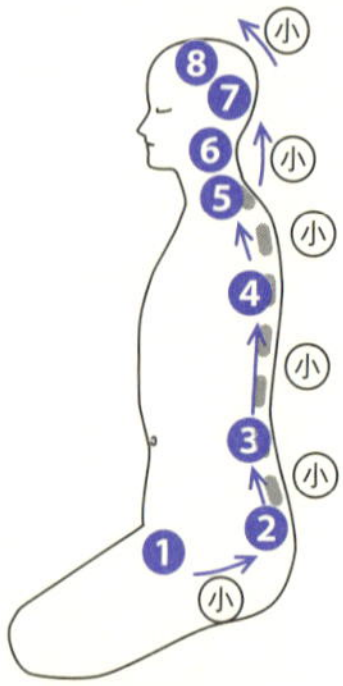

大きく強めの息を吸いながら、小意識を、❶⇩❷⇩❸⇩❹⇩❺❻⇩❼⇩❽と上げていく。

Step 9
大意識を❽から❶へ

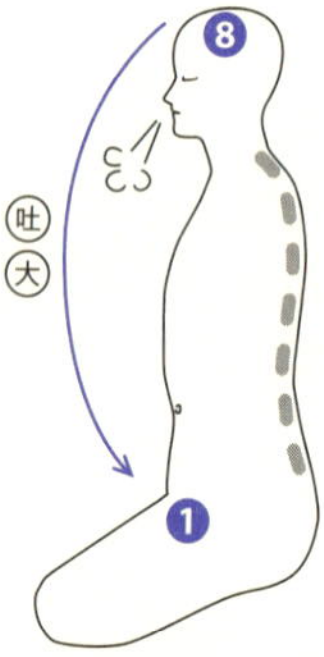

深く息を吸い、次に、一気に息を吐きながら、大意識を、❽から❶に、一挙に下ろす。

⇦

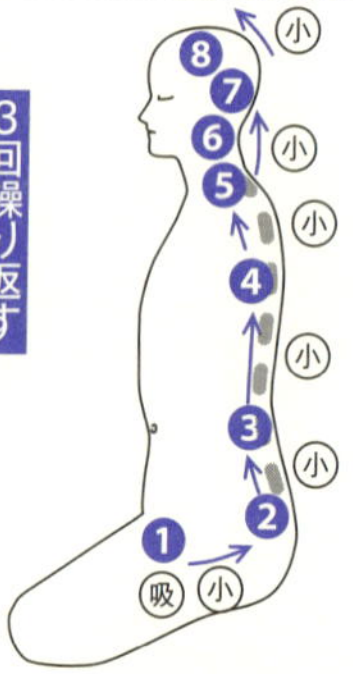

息を吸いながら、小意識だけを❶から❽まで、各チャクラを通して、上げる。

⇦

3回繰り返す

怠ると頭痛などを引き起こす。必ず行わなければならない。

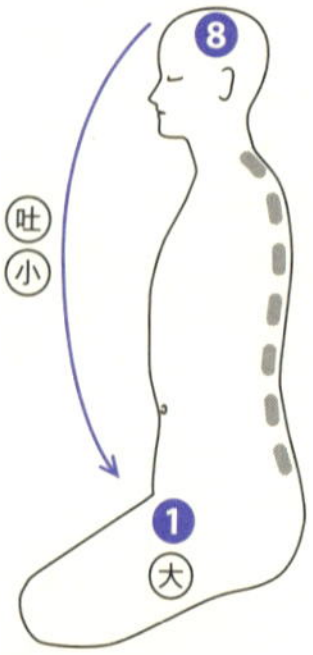

息を吐きながら、大意識を❶におき、小意識だけを、身体の前面を通して、❽から❶に下ろす。

小意識を回す

すべての意識のかけらを、下ろしてしまう。

Step 10
クリーニング&トレース

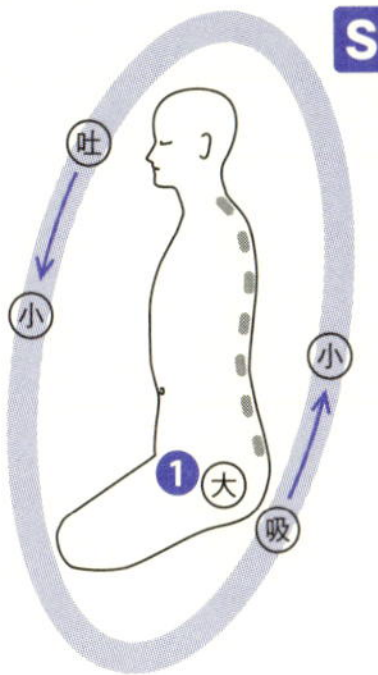

クリーニング&トレース
チャクラを上る
クンダリーニ・エネルギーの
通り道を浄化する。

大意識を、
❶においたまま、
小意識を身体中に回す。

⇦ 小さな息を吸う
（意識は背骨側を上る）、
吐く（身体の前面を下る）。

3回繰り返す

Step 11
大意識を⑧から①へ

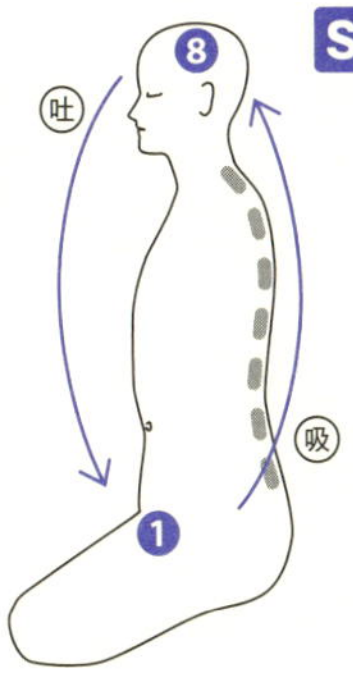

小さな息を、
静かに、
ゆっくり吸い込んで、
吐く。

⇦ 息を吸う時に
意識を上げ、
息を吐く時に、
下ろしていくイメージ。

3回繰り返す（更に数回繰り返してもよい）

首の力を抜く。
呼吸を整える。
眉毛の間にある第3の目から、
静かに息を吐き出す。
世界が広がってくる。

Step 1
後段 一体化金剛印を結ぶ

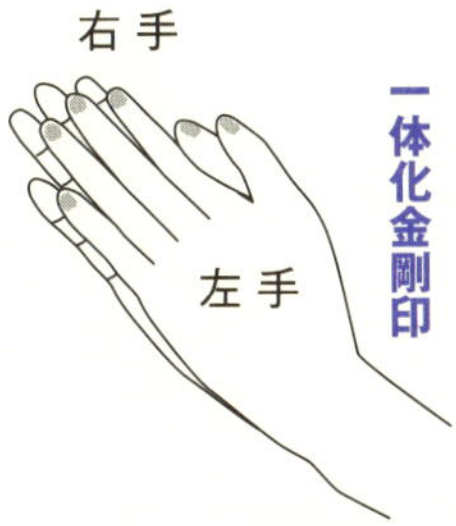

ドルガ女神を象徴する左手
不動明王を象徴する右手

印を結び変える。

⇦ 両手を合わせる。

⇦ 左手の指が右手の指の上にくるように、
互い違いに組む。

⇦ 左手の指を下に一関節分ずらす。

シバ神の愛妃ドルガ女神（左手）と
シバ神の名代であるとともに
大日如来の権化でもある不動明王（右手）
の一体化金剛印

Step 2 心眼で光明真言を唱える

光明真言

アーオー・
アボキャベイロシャノウ・
マカボダラマニ・
ハンドマジンバラ・
ハラバリタヤ・ウーン

（「ドルガ女神様、私の中に、
お入り下さいませ」と念じる）
「アーオー・ウーン」と、
息を吸い込みながら唱え、吐く。

3回繰り返す
（注意「アーオー」ではない）

⇦「アボキャベイロシャノウ・
マカボダラマニ」と
息を吸い込みながら唱え、吐く。

⇦「ハンドマジンバラ・
ハラバリタヤ・ウーン」と
息を吸い込みながら唱え、吐く。

Step 3 説法印を結ぶ

説法印

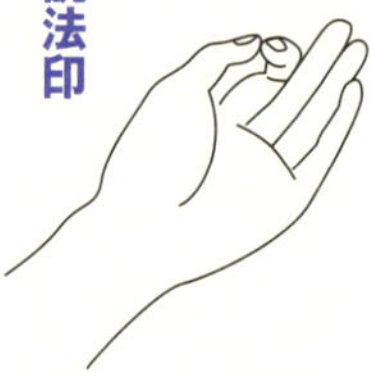

印を結び変える。

⇦両腿に、
左右それぞれ手を乗せる。

⇦人差し指と親指を丸くして、
指先をつける。

Step 4 心眼で感謝の真言を唱える

感謝の真言

アーオー・ウーン・
サラバタタギャアタ・
ハンナマンナノウキャロミ

（ドルガ女神様に感謝申し上げ、送り出す）
「アーオー」と、
息を吸い込みながら唱え、
「ウーン」で息を吐く。

3回繰り返す

⇦「サラバタタギャアタ」と
息を吸い込みながら唱え、吐く。

⇦「ハンナマンナノウキャロミ」と
息を吸い込みながら唱え、吐く。

⇦説法印を解き、
両手を重ねて膝と膝の間に置く。
これで「瞑想へのプレリュード」の
すべてが終了する。

本書で紹介する瞑想ヨガは、「瞑想へのプレリュード」と、「瞑想」からなり、「瞑想へのプレリュード」は、更に前段と後段に分かれる。

「瞑想へのプレリュード」の前段は、インドで広く行われている他流の瞑想法とは全く異なる、アイアンカー家の秘儀である。これまで門外不出であったが、アイアンカー家の長老であるゴビナーダン爺の許しを得てここに公開する。

序文——瞑想ヨガのすすめ

日本人は、ストレスに押し潰《つぶ》されそうになる生活に心底疲れ果てている。精一杯の英知を働かせて、何とか精神をリラックスさせようと様々な方法を模索《もさく》し、更には自分の精神のレベルを高揚《こうよう》させようと涙ぐましい努力を続けているようだが、それは果たせていない。この国の自殺者の数を考えれば、それは自明のことである。

そうした日本の人々に、私アイアンカーは、古代インドの知恵である、瞑想ヨガ（メディテーション・ヨガ）を強く勧める。

瞑想ヨガは、心の不安を一掃するばかりではなく、あなたに素晴らしい体験を提供する。

私アイアンカーは、日本滞在中、自身の掲《かか》げる理想を実践するべく、慈善ヨガ講座を開講している。そこでは、呼吸法であるプラナーヤム・ヨガと瞑想法である瞑想ヨガを、説法を交えて教授している。そして、この瞑想ヨガこそが、数ある人間の霊的レベルを向上させる方法の中で、最も有効な方法であり、病める日本人を救う随一の方法なのである。

本書は単なるヨガのハウツー本ではない。私アイアンカーは、瞑想ヨガの効果をより素晴らしいものにするためには、古代インド、モヘンジョダロ共和国、聖典リグヴェーダ、アートマンなどについての知識が必要不可欠だと考える。よって、実践法を教授する前に、瞑想ヨガの意義をしっかり理解してもらう。

ただし、難しく考える必要はない。本書は瞑想ヨガの意義と実践の詳細を、包括的に、しかも分かりやすく記述した唯一無二の書であるからである。本書を読めば、誰もが瞑想ヨガを実践することができるようになる。本書を熟読すれば、あなたの眼前にはそれは素晴らしい瞑想ヨガの世界が広がるであろう。指導者につくことなく、一人で瞑想ヨガを実践したいと考える者にとっても最適な指針となるであろう。

瞑想ヨガの目指す究極の目的は、アートマンを肉体より完全に離脱させることにある。よって、本書を読み進めるためには、特にアートマンについてしっかり理解する必要がある。

ここでアートマンについて簡単に説明しておく。

アートマンとは、天上界よりあなたの肉体に送り込まれた、あなた自身である。肉体はいずれ死を迎えて朽《く》ち果《は》てるが、アートマンであるあなた自身は永遠に存在し続ける。アートマンは、自分自身の根源である「霊魂」、神々より送られた「仏性」、そして前世から引き継がれた過去の足跡《そくせき》である「カルマ」の三要素から成り立っている。その、人間の肉体にすむ霊魂であるアートマンの霊的なパワーを、瞑想ヨガは高めるのである（瞑想により、シータ脳波が増波され、右脳は更に活性化する。人体のエネルギー伝播の中心である背骨に沿った８つのチャクラからの発振も向上することになる）。

日本人が抱《かか》えている内面的心労は克服《こくふく》されねばならない。新しい霊的磁場で生きようという人が増え、その霊力の効果が相乗作用となって、広く人間社会に行き渡ることを願う。そして、よりよい地球環境が再び創生され、人間を含むすべての生物が直面している不幸な状況が、いくらかでも希釈《きしゃく》されんことを切に願っている。

立命館アジア太平洋大学大学院　客員教授
ワスデーヴァ・ナイア・アイアンカー

瞑想ヨガ　魂のやすらぎ❖目次

瞑想ヨガ　魂のやすらぎ

第Ⅰ章　ヨガの発生

モヘンジョダロの遺跡

現代に繋《つな》がるヨガは、世界最古の都市文明であるモヘンジョダロ共和国において発生した。モヘンジョダロを統治していた人民によって選ばれた、あるいは世襲によって任命された聖職者バラモンたちに対する神々からの働きかけによって起こったのである。

ヨガの発生を説く前に、モヘンジョダロの遺跡について簡単に俯瞰《ふかん》しておく。

モヘンジョダロ共和国は、古代に栄えたインド原住民であるドラヴィタ人によって、今から約五〇〇〇年前に築かれた礎《いしずえ》をもとに完成した都市国家である。

インド亜大陸の西方部に栄えたインダス文明は、現在、インダス川流域を中心とする、東西一六〇〇キロ、南北一四〇〇キロに及ぶ広大な流域に、一五〇〇を超える大小様々な遺跡として点在している。その内で、モヘンジョダロは、上流のパンジャブ地方にあるハラッパー遺跡と並ぶ、インダス文明における最大にして最古の遺跡である。一九二二年、地表に出ていた仏塔のような構造物を発掘するうち、その下から、仏教期より遥か以前に遡《さかのぼ》る、周囲五平方キロ以上あるという広大、かつ見事な都市計画によって建造された文明都市が忽然と現れたのだ。現在発掘が進んでいるのは、全体の半分以下である。

モヘンジョダロは、大きく二つの地区、つまり商工業用の建造物、住居などが建ち並ぶ平坦な市街地区画と、行政、宗教、儀礼的な機能を持つ小高い丘にある城塞区画に分かれる。市街地は、碁盤の目状の道路で区分けされ、構造物が整然と配置されている。すべてが、予《あらかじ》め緻密に区画されていたのだ。しかも、驚くことに、殆どの家に浴室と水洗トイレが備えられている。現在の人間の住環境と比較しても、遥かにそれは快適なものであった。市街地には約四万もの人が住んでいたと考えられており、当時としては壮麗《そうれい》なる大都市であった。

道路は東西南北にまっすぐに延び、規格化された品質の高い焼きレンガを幾層にも敷き詰めてあった。幅八メートルで、中央分離帯が設けられ、対面交通できるシステムであった大通りによって、市街地は十二のブロック（一つ、三六六メートル×一八二メートル）に区分され、そのブロックには更に街路が格子状に走っていた。至る所に飲料水用の井戸が掘られ、沐浴場《もくよくじょう》や下水道施設、浴室や水洗トイレまでもが完備された二階建ての住宅など、レンガ作りの大規模な構造物が並んでいた。

モヘンジョダロの優れた水利システムは特筆に値する。モヘンジョダロは、古代ローマ市より遙か昔に建造されたにもかかわらず、水利システムは古代ローマに優るとも劣らない。更に言えば現代の水準に匹敵する高度なものを備えていた。市街地にある七〇〇もの井戸が、複雑な給水システムを介して、一軒一軒の家に水を供給していた（家の二階にも給水機能が備えてあった）。その上、下水システムまで完備しているのであるから、驚きである。

洪水がもたらす肥沃な土と水によって、遠くメソポタミアの都市とも交易を行うまでに繁栄を築いたモヘンジョダロの商人たちは、交易に滑石《かっせき》製の印章を用いたが、それがメソポタミアやペルシャ湾沿岸の諸都市でも見つかっている。印章は一辺が二・五センチほどの正方形で、綿や穀物を詰めた袋を区別するのに使われた。モヘンジョダロから一〇〇〇個以上の印章が発掘されているが、そこには美しい動物のレリーフが描かれ、その上部に一行の文字列が刻まれている。その文字は未だに解読されていない。

モヘンジョダロの高度な都市文明は、他の青銅器文明を遙かに凌《しの》ぐものである。しかし、モヘンジョダロの最大の特徴は、ある日突然に完全な都市の姿として出現したこと、そして完全な都市設計図が存在したのではないかと考えられることにある。

他の都市文明は、段階を経て徐々に建設されたものであるのに対し、モヘンジョダロには、そのような痕跡が全く見られない。都市全体がモノリシックカーネルのような一枚岩からできているのである。

モヘンジョダロは、地上に突然出現したのである。

モヘンジョダロの更なる謎は、小高い丘の行政、宗教、儀礼的な機能を持つ城塞区画にある。ここには公共の施設が集中している。中でも最大のものが大穀物倉庫である。規模は、四六メートル×二三メートルで、二七ヵ所の建物基礎が存在している。上屋《うわや》の構造は、木造であった。それに隣接して豊穣《ほうじょう》と再生を祈念する儀礼が行われた大沐浴場がある。その規模は、十二メートル×七メートル、深さ二・五メートルで、貯水量が一六〇トンにもなるため、その水圧に耐えるよう三層の耐水構造となっている。それぞれの層は焼きレンガが使われ、各層の間には、道路舗装用材料、防水剤、防腐剤、接着剤などに用いる炭化水素からなる化合物である瀝青《れきせい》が塗られている。大沐浴場は、きちんとした計算に裏打ちされた基礎工事の上に建造された構造物であった。基本的に、それは神殿に入る前に身を清めるために使われていた。隣接する大穀物倉庫の傍らには木造の神殿があり、沐浴した聖職者が祭祀《さいし》を執り行っていた。敬虔《けいけん》なる聖職者の存在が、後の瞑想ヨガ発生の前提条件となる。

モヘンジョダロを取り巻く形而上学的《けいじじょう》な様相

ヨガの発生を説くには、更に、当時のモヘンジョダロを取り巻く形而上学的《けいじじょう》な様相を含めた様々な状況について述べねばならない。

約一〇〇〇年の間、繁栄したモヘンジョダロ共和国ではあったが、その末期においては、悪霊《あくりょう》の蔓延《はびこ》る部族と神々に対する絶対の帰依を誓う部族との対立が表面化していた。更に、その頃進入を開始していたアーリア人との宗教上の対立も相俟《あいま》って混乱は激化していた。

悪霊の出現は、天上界における支配者であった阿修羅《あしゅら》による統治が終焉《しゅうえん》を迎えようとしていたことと深く関わっていた。敗者となり天上界より駆逐《くちく》された阿修羅の一部が、突然のように開花した地球上の文明の拠点であったモヘンジョダロやエジプトやシュメールやマヤ、古代ナスカの人々の中に潜入したのである。

これをもって悪霊による活動が開始され、カリユガ（世界が崩れ行く時代）の負の時期が地球の全現象界を覆い、現代まで続く結果となった。その継続の過程で、現代は最悪の状況にあると言うことができる。環境破壊による地球の劣化《れっか》、暴力・戦争に訴える解決法の止むことのない拡大（モヘンジョダロは、その末期に至るまでの長い期間、武器のない大共和国を築いていた。後に見るインカ帝国の平和的統治を唯一の例外として、武器を持っての戦いは現代まで地球上から消えることなく存在している。人間という動物の知性と理性が非常に劣っているという事実を、この嘆かわしい状況が今もなお継続していることの中に見ることができる）、生物としての人類の弱体化（特に男性の精子の射精量とその質、運動性等の劣化は、奇形の発生により消滅した他動物にも見られない速さで進んでいる）、核兵器の暴発の可能性（現在、地球上には二万五〇〇〇個の核弾頭があり、その一発の威力は少なくとも広島型の一〇〇発分に相当すると考えられる）、人口増加と資源の不足（地球が養うことのできる人口の二・五倍の人間が、既に地球上に存在している）等の様々な困難な状況が織りなす現代という時代に生きる人類の不安は増大する一方である。

このようなカリユガの負のファクターから解放される時代が来ると想像するのは儚《はかな》い夢であると言ってよいほど、危機的状況は悪化の一途を辿っている。

阿修羅の天上界よりの駆逐は、ブラフマン神、ヴィシュヌ神、シバ神が天上界に送り込んだドルガ女神による阿修羅に対する一万年にも及ぶ最終戦争が神々の勝利として終結することで決着する。悪霊である阿修羅の一部はモヘンジョダロの末期に潜伏し、そのため人々の霊的レベルは著しく劣化した。そこで、シバ神（破壊を司《つかさど》る）は、モヘンジョダロ共和国の壊滅を決断するに至る。モヘンジョダロは、巨大地震と津波に襲われ滅亡し、近年になってイギリス隊に発見されるまで、地下で眠ることとなった。

モヘンジョダロ共和国について、残された文献は皆無である。石の壁面に刻まれた文字は、イランにおけるシュメールの文字と同様、未だ解読されておらず、これ以上の詳細については不明である。しかしながら、その概略が事実であることは発掘された遺跡の観察により明らかである。

モヘンジョダロが遺したもの

モヘンジョダロ共和国はこのようにして滅亡したが、その文化遺産の中に明確な形で残ったものがあった。バラモンの聖職者の存在そのものである。

モヘンジョダロ共和国の崩壊後、生き残った聖職者たちによって、ヨガの源流であるアシュタンガ・ヨガ（Ashtanga yoga）が後代に伝えられた。神々の発する光波に対して、クンダリーニレベルがクラウン・チャクラの位置まで高められた、高次元で崇高なるアートマンが棲む聖職者の霊波が連結し、それら選ばれた聖職者たちに神々の御意志が伝播されたのであった。太古の聖職者には神々と交信できる特殊能力があったのである。

また、宗教的に激しく対立していたアーリア人との合体融合を経て、天上界における神々の呼称や役割を一体化し、両民族によって友好的な祭祀が執り行われるべく生み出された、聖典『リグヴェーダ』は、神々より発せられたご託宣《たくせん》に基づいた神々への賛歌を綴った散文詩であり、永きに亘るローマ史の新紀元に入ってからもバラモンの世代を通して口承により伝播されたのである。

ヨガの源流アシュタンガ・ヨガの発生

モヘンジョダロ共和国は、阿修羅の影響を受けなかった初期の時代において、暫くの間、聖職者たちの導きのもと、信仰心の厚い人々により平安な時代が築かれ、それが暫し続くこととなる。しかしながら、生物的肉体を持つ人類は、様々な災禍《さいか》に対して真に脆弱《ぜいじゃく》であり、寿命は三〇歳を限度とし、長く地球現象界に留まることができなかった。そのため、更なる修練が必要な人間衆生のアートマンは、磨かれねばならない根源をなすカルマの向上が充分に果たされることなく、肉体の寿命を終えると天上界に出立せねばならなかった。

これに対し、神々は、当初、地球現象界の成り行きに満足され、三〇歳という人間の寿命にも何ら疑問を感じてはいなかった。同様に、地上界における聖職者たちも、自分たちに与えられた寿命に何ら痛痒《つうよう》を感じていなかった。

しかし、神々への感謝を捧げる祭祀が、モヘンジョダロの崩壊という凄まじい災禍による逆境の中でも、敬虔な祈りの中で一時も怠ることなく続けられる様子を見て、阿修羅を完璧に放逐《ほうちく》し、天上の楽園に帰着していた神々は、大いなる哀れみと慈悲による愛のオーラを、地上現象界に棲息するモヘンジョダロ共和国の生き残りである聖職者たちに向かって発せられた。

その結果、天上界において創造を司るブラフマン神が、人類の寿命を延ばすことによってカルマの向上のための修練の時間を飛躍的に増大させねばならないと提議し、維持保全を司るヴィシュヌ神がそれに賛意を表明した。更に、モヘンジョダロ共和国を滅亡に導いたシバ神も、人々の神々に対する深い帰依《きえ》を目のあたりにして、ブラフマン神とヴィシュヌ神に賛同した。

こうして、人類の寿命を一〇〇歳まで到達可能にする方策を、ヴィシュヌ神の選んだ数名の聖職者に伝播することとなった。この方策こそが、現代に伝わるヨガの源流であるアシュタンガ・ヨガである。

アシュタンガ・ヨガは、モヘンジョダロの時代より綿々と受け継がれてきたヨガを、紀元二～四世紀頃、聖人パタンジャリが『ヨガスートラ』として編纂しその中で確立した。現代主流となっている、ハタ・ヨガ（Hatha yoga）を中心とする主として肉体の鍛錬そのものを目的としたヨガが伝播されたのは、紀元一〇～一三世紀頃のことである。ハタ・ヨガについては、呼吸法プラヤーナムとの関連において、特殊な集中により、断続を入れたポーズを執り行うことによってのみ、アートマンのカルマと霊的レベルの向上が可能となるということを指摘しておきたい。

聖職者に伝播された初期のアシュタンガ・ヨガは、霊的向上を織り込んだ主として肉体の強壮化を目指す流れと、肉体の鍛錬も織り込んだ主として霊魂であるアートマンに対する霊的滋養補給を目指す流れの二つに分かれる。主として霊的レベルの向上を図るのが、瞑想法である瞑想ヨガ（メディテーション・ヨガ）であり、主として肉体の鍛錬を目指すのが、呼吸法であるプラナーヤム・ヨガである。モヘンジョダロ時代末期において先ず最初に神々から聖職者に伝播されたのが瞑想ヨガであった（モヘンジョダロ遺跡より、瞑想をする座法を組み、瞑想を行う人物の印章が発見されている）。

第Ⅱ章　心理学と瞑想

形而上学と心理学

現代生活における瞑想の意義と必要性について、西洋心理学の歩んできた道を解析するというネガティブなアプローチからも充分推し量ることができる。

古代においては、神仏の存在や霊的な事象と共存するような形で、哲学が存在していた。その比重については、仏教やキリスト教の出現以前と以後において、ギリシャ哲学を中心とする西欧と、宗教の発信地インドが大きな存在であったアジアとは明らかに異なっていた。

ソクラテスやプラトン、アリストテレス等は、総体的な世界観を提示する包括的な哲学を提示した。それは、人間の本性の分析を目指した神学、形而上学、心理学、道徳哲学を含むと同時に、自然科学の分野である物理学や数学をも含んでいた。ソクラテスは、そこに倫理学を加えた。その後、ギリシャ哲学は様々な学派に分派し、絢爛《けんらん》たる哲学の理念を展開するに至るが、その間に、ゼノンが論理学を確立し、これをもって自然科学と人文科学のすべてを包括したギリシャ哲学が形成されたのであった。

その過程において、ギリシャ哲学では、形而上学的な論点は希釈《きしゃく》され、心理学、倫理学、論理学の分野が広大なる議論の輪を広げ、独立し、その先に不透明で茫洋として判明しにくい霊的な世界が埋没《まいぼつ》してしまい、〝ギリシャ神話ありき〟という実状から逸脱し、新たな考察が加えられるということはなかった。

一方、インドのモヘンジョダロ共和国は、明確に宗教を含む形而上学を優先した。しかし、にもかかわらず、自然科学の分野においても著しい技術的進歩を遂げた。このことは、モヘンジョダロの遺跡が証明している。ギリシャ哲学のケースとは全く逆の様相を呈したことになる。

現在の哲学が、ギリシャ哲学の時代から様々な変革を遂げて発展してきたことは間違いのない事実ではあるが、形而上学的な事象は全くと言っていいほど省みられることはなく、思考法の発露《はつろ》はあくまでもギリシャ哲学の延長線上にある。

ユングの功績

キリストの出現と来世である霊的な次元の存在を、近代心理学に大きな足跡を残したフロイトに見出すことは困難である。

現代においては、「様々な事象・現象はサイエンティフィックに発生している」との範疇《はんちゅう》でしか、それらの存在を捉えることが出来ないという袋小路に迷い込んでしまっている。行き場がなくなった西洋哲学の末路がここにある。西洋近代哲学が完全に崩壊した時代に我々は生きているのである。

〝我思う、ゆえに我あり〟

これは、ルネ・デカルトが自著『方法序説』において提唱した有名な命題である。これを第一原理に据え、〝一切を疑うべし〟として、懐疑に付随していた諸々の事柄を解消していったと言われている。その後に続く、スピノザは、〝我は思惟《しゆい》しつつ存在する〟とし、ビアスは〝我思うと我思う、故に我ありと我思う〟とした。

しかし、何れにしても、神仏の存在する霊的な次元である形而上学的考察は一切含まれていない。

サルトルも様々な言葉を残している。

〝神々と肩を並べるには、たった一つのやり方しかない。神々と同じ様に残酷になることだ〟

〝貴方は貴方の一生以外何者でもない〟（『カリギュラ』）

あたかも、形而上学的な、神仏や霊的な存在を否定しているかの如き発言である。

デカルトからサルトルに至る西洋近代哲学・心理学は、不確定で不明瞭で説明不可の、自然科学的な森羅万象《しんらばんしょう》を飛び越えた先から発せられる、既に多くの場において事実として認知されている事象・現象に対する解答は形而上学的な考察の中にのみ発見しうるという素朴な事実だに検証すらしていない。一度《ひとたび》その解答の正当性を認識することができたならば、解決の糸口を見出すことができたであろう。この前提条件に気づかなかったか、それを受け入れることを拒否したか、何れかの理由によって、西洋近代哲学に、厚い緞帳《どんちょう》がサルトルをもって下ろされることになったのである。

このような破綻した心理学者たちの軌跡《きせき》を、嘲《あざけ》るかのように喝破し、一言によって切って捨てたのは、明治の文豪、夏目漱石の『我輩は猫である』の中の名前もない猫であった（これをテーマに短編小説を書いたのは、二年以上も前のことであるが、大変な名言であるので、本書でも紹介する）。

〝人間は生意気なようでも、やはりどこか抜けている。万物の霊だなどとどこへでも万物の霊を担いであるくかと思うと、これしきの事実が理解出来ない〟

終焉を告げてしまった西洋近代哲学において、殆ど唯一に近いと言っていい、一人の心理学者がその時点における不可解で未解決な事象・現象に対して目を開かんと呻吟した。その心理学者とは、カール・グスタフ・ユングである。ユングは、初めのうち無神論者のフロイトに師事していたが、リビドーをすべて性に還元し単純化するフロイトに異議を唱え、遂には決別する。同じく、「外向的な」フロイトと決別した心理学者に、「内向的考察をした」アルフレート・アドラーがいる。

ユングは、その著作『リビドーの変容と象徴』の中で、無意識を「人類の歴史が眠る宝庫」と喩えており、このことは形而上的な反映を想起させる。それが究極的に行き着いた先にあったものが、共時性（シンクロニシティ＝意味のある偶然の一致）である。これは心理学者としては最初の概念であり、過去の心理学的解析の壁を破る概念を提起したことは、ユングの大きな功績である（ノーベル物理学賞を受賞した物理学者パウリとの共著『原子と元型』がある）。

共時性について、以下のようなエピソードが伝わっている。

ユングがフロイトに、共時性は一つの集合的無意識であるという話をしている時、それを信じないフロイトに、ユングが「隣で、今バーンという音がする」と言うと、フロイトの書斎で実際に爆発音が起こった。フロイトは、その後ユングに「お前が何か仕掛けをしたのであろう」と手紙を書いた。

こうした共時性は、殆どすべての人間が体験していることであるが、宗教的環境に乏しい人々の間では、大概は偶然として片づけられ、共時性まで意識が行かない。共時性的現象が多く起きる人は、それだけ本人が高い霊的磁場を持つ霊的な人間であるということが言える（霊的磁場をより一層高めるための最良の方策は、正しい瞑想である。それにより自分の肉体に棲む真の自分であるアートマンが、安らぎ、癒されるのである）。

元ビートルズのジョン・レノンが、自分の霊的属性をゼロにして、より一層自分の霊的磁場の純粋化を図るために行っていたのが瞑想であった。一九八三年に、五五才で水深一〇五メートルの未だ破られることのない素潜り世界記録を打ちたてた、ジャック・マイヨールも、瞑想ヨガと呼吸法であるプラナーヤム・ヨガの実践者であった。彼は、脈拍を極限まで下げることに成功し、新しい目標を瞑想の中でしっかり自己と一体化し、到達可能であるというセルフイメージを構築し、次々とチャレンジしていったのである。

ジョン・レノンにしてもジャック・マイヨールにしても、コンスタントな瞑想が、彼らを霊的磁場が非常に高い存在にしたことに間違いはない。更に言えば、この二人が、様々な共時性現象を体験していたと考えることは、事実より大きく外れているとは言えまい。

私アイアンカーも、多くの共時性体験をしている。それは取りも直さず頻繁に行ってきたシャクティをクンダリーニとして高揚し、エネルギーセンターである8つのチャクラに、絶えず安らかで恍惚とする刺激を加えてきた結果に他ならない。

私アイアンカーの共時性体験を幾つか紹介する。そしてそれを形而上学と融合することに失敗した心理学者たちへの餞《はなむけ》としよう。

私アイアンカーはインドに暮らす。しかし、立命館アジア太平洋大学大学院の客員教授をしている関係上、大分県の別府近郊にも居を構えている。授業の都合で一回の滞在が四ヵ月に及ぶこともある。

私のパソコンのデスクトップの壁紙は、インドの自宅においてきた愛犬シェパードの写真である。彼は、画面を通して私をじっと見つめている。私はインドに帰国する一〇日ほど前から、かなり長い時間をかけて、愛犬の目を見つめ、「後数日で君に会える」という強い念を送ることにしている。翌日、インドに電話をすると、私の家で働くスタッフは皆、私が間もなく帰国することを知っている。それは、これまでそのような行動をとったことのない愛犬が、たまに自宅の先のT字路を車が曲がると、私が帰宅したかと、バルコニーに走り寄り、T字路をじっと見つめるからである（これは、はっきりとした共時性を示唆すると同時に、愛犬と私の霊的レベルの同一性をも示している）。

次は、私が高野山の真言宗の末寺《まつじ》である目白山不動院から得度《とくど》した時の話である。最後のお勤めの日、住職より私の僧名の話になり、住職の僧名の一字「瑞」を頂き、得度式の二週間前にインドの実家とも相談して僧名を決め連絡することになった。

私の信奉するドルガ女神は、シバ神の愛妃であり、シバ神は大日如来と一体化している宇宙の神である。また、不動明王は大日如来の使者であり、かつまたシバ神の権化でもあるので、ドルガ女神と不動明王が一体化した祭壇を、私は考えていた。

こうした事情から、ドルガ女神と「瑞」の一字を合体させたいと考えたが、結局は「採雅《ドルガ》」に決め、寺院へその旨ファックスで連絡したのである。私は「瑞」の一字を使えなかったことへの謝罪をファックスに書き添えたのだが、翌日副住職（子息）から電話があり、実に驚いたことに、私の僧名「採雅」の「雅」の字が住職の本名の一字であったと告げられたのである。四万字以上もある漢字の中からこの一字を選んだということは、素晴らしい必然のなせる業《わざ》であった。

ドルガ女神と不動明王から、私が日本の真言宗のお寺で得度することをお認め頂いたのだと、暫し感激に浸ったのであった。

臨死体験

共時性と同じく霊界との関連において起きる現象に臨死がある。

臨死については、一九七〇年代の初め頃から様々な論文や書物が発表されている。医学的に一度死んだ者が息を吹き返す、つまり臨死体験者の不思議な体験について書かれた書物で、『ライフ・アフター・ライフ』のレイモンド・ムーディや、『死の瞬間』を書いたキューブラー・ロスといったアメリカの医者たちの研究がよく知られている。

臨死体験者は、変人扱いされるのを恐れ、全体の一割から二割の者しか話をしていない。その中で、全くの無神論者が、神に出会ったり、花園を歩いたり、祖先に出会ったりといった体験をしているのが特異である。また、次のような記録も出版されている。アートマンが肉体を離脱し、トンネルのような筒の中を通り抜けると、船を漕ぐ船頭が現れ、河を渡って、花園で下ろされたというのである。これら臨死体験者の不思議な体験も、心理学者の分析不可能な事実なのである。

大宇宙についても、宇宙を大生命体と考える、東洋医学における〝気〟の捉え方に倣《なら》わなければ解釈が出来ない。様々なエネルギーが宇宙から発せられ、アートマンに送り込んだり、送り込まれたアートマンに発信を繰り返したりと、宇宙も脈動する生命体なのである。

〝気〟について更に考える。

気は、人間の身体を三重構造で考えることで、説明がつく。第一の構造は、プラーナのエネルギーが支配する生理的肉体で、その上に第二の構造がある。アートマンがその一部を支配する生理的肉体である第一の構造から見ると、第二の構造は無自覚な心の作用と一体になった主体的存在で、ここでも大きく関与しているアートマンが制御する心身相関的な身体があって、人間はその働きによって外界へ構造的に関わっていると考えることができる。それに加えて、第二の構造である身体と重なる形で〝宇宙の気〟が出入りする第三の構造がある。

これは、インド・アーユルベーダと中国医学に代表される東洋医学を重ね合わせることでしか推し量れなかった分野の理論的考察であり、西洋医学によっては説明が容易ではないと言わねばならない。

肉体を解剖しても、インド・アーユルベーダ医学で言うところの、エネルギーセンターであるチャクラや全生命エネルギーであるプラーナ、中国医学で言う〝つぼ〟は発見されない。インド・アーユルベーダ医学では、〝気〟の体内ルートとした、明確にセットアップされた経路システムがあると考えられている。密教において入我我入することで、梵我一如《ぼんがいちにょ》を達成し、即身成仏が成就するのも、この第三の構造が人間の肉体の中の第三極に存在しているからであり、修行を積むことによって、我々の心眼を更に一歩進んだ悟りの境地に到達させることは可能なのである。

本理論によって初めて人間の心身の構造上の大命題が明らかになると言えるが、その根底にあるのが我々自身であるアートマンなのである。

この理論を正しく解釈できている者は、第二の構造と第三の構造は、それらをコントロールしている第8のチャクラ（クラウン・チャクラ）に浮遊するアートマンによるものであると洞察しなければならない。

インド・アーユルベーダと中国医学に代表される東洋医学は、死んだ肉体では測定不可能な、生体に特有の働きに注目するところからも発達してきた。

従って、気の流れの診断や測定は最も基本となるところであるが、西洋医学の考え方では、それはできないのである。

日本の合気道や新体道の熟練者は、敵対する相手と脳波を同調させることによって、相手の身体に触れないで相手を倒すことができる。これもまた西洋医学では説明不可能であろう。

納得しづらい事実であるかもしれない。懐疑的な想念が湧くかもしれない。しかし、様々な理論的観点や多くの例証によって、過去の先入観を払拭し、心眼により物事を考察する訓練を積むことが大切である。それは容易ではないと思うかもしれないが、そのような感情は暫し脇に置き、自分自身を理解するという断固たる決意より出発せねば、形而上的な事象を包含する命題を根本的に解明することは困難である。

現在、ニューサイエンスとして注目を浴びている東洋医学の深遠なるメカニズムは、長い間西洋心理学において、ユングなどの出現という例外を除いては、一顧だにされず、否定され続けてきた。

東洋医学を一例とした、霊的磁場と深く関わっている分野は、近代において突然発見され、進歩したものでは全くない。

それは、数千年前に繁栄したインドのモヘンジョダロ共和国の遺跡から、瞑想する人の像が掘り込まれた、西洋との交易に使用された印章が発見されたという事実からも明らかなように、霊的磁場の高揚を目指し瞑想を繰り返してきた、東洋人の祖先であるモヘンジョダロの聖職者より、数千年という歳月を経て、今日まで脈々と受け継がれてきたのである。

第Ⅲ章　信仰と瞑想

より深い瞑想についての知識を得ることで、より素晴らしい瞑想を行えるよう、この章では、聖人たち、即ち仏陀、キリスト、モハメッドと瞑想、法華経、真言密教と瞑想について学んでいただく。ここで述べることは、本書の根幹をなすものであり、これらの知識なくして正しい瞑想も、これまで味わったこともない素晴らしい体験も決してあなたのものにはならないと言っても過言ではない。ぜひとも、最後まで根気強く読んでもらいたい。

仏陀と瞑想

ゴータマ・シッダルタ釈尊は、その生涯において、全八種のヨガの内、最後の三種（第六レベル、第七レベル、第八レベル）に属する瞑想ヨガをされ、様々な局面で三昧《ざんまい》に入られていた。悟りを開かれるまでは、第六レベルの瞑想を中心として、悟りを開かれた後は、第六レベルと、主として第七レベルの瞑想に頻繁《ひんぱん》に入られた。超高度な第八レベルの瞑想については、究極の場合に没入されている（本書で扱う瞑想は、第六レベルである）。

アートマンに平安をもたらす最良にして、最高の方法として、ヒンドゥー社会で、高位の僧侶より一般の衆生に至るまで上下の隔てなく慣習化していたのが、自己流の瞑想であった。

ヒンドゥー教徒として生を受けた釈尊も、勿論、瞑想法を身につけており、成人し、神々の助けにより正しい瞑想法を習得してからは、瞑想三昧に耽ることが、唯一、心に平安をもたらす方策となった。釈尊がしばしば逃避するように瞑想を行わねばならなかったのは、釈尊の内なるアートマンの苦悩を更に深める様々な状況が存在したからであった。

釈尊が、王位継承権を有する長子として生まれたシャキャ国は小国であり、マガダ国やコーサラ国という列強が北インドを支配する時代においては、王国の基盤はまことに脆弱《ぜいじゃく》であった。

ゴータマ・シッダルタが、将来大王になることを祈願していた父王ジョシュユーダナは、バラモンの古老の「ゴータマ・シッダルタは僧侶になるかもしれない」という予言に頭を痛めていた。

当時のシャキャ国は悪徳が蔓延し、バラモンは、リグヴェーダ以来の世襲制のもと、聖職者としての地位を利用して、一般大衆を搾取し、悪化するカリユガの世を更に疲弊《ひへい》させていた。そのため、父王は、ゴータマ・シッダルタの目に僧侶への道を暗示するような事象が映らないよう細心の注意を払ったが、感受性豊かなゴータマ・シッダルタの目を覆いつくすことはできなかった。

ゴータマ・シッダルタが最初に無常観を抱いたのは、幼少の頃、宮廷内の耕作地において、土中に蠢《うごめ》く虫たちを鳥が啄《ついば》むのを見た時だと言われている。こうした感受性の強さが、成長するにつれて、ゴータマ・シッダルタの仏性に様々な形で繊細に作用した。一般の衆生にはなんでもない自然界の現象が、天上界より特別な使命を受けて生まれたゴータマ・シッダルタの目には、耐えがたく辛いものとして映ったのであった。

仏性に根ざした豊かな慈愛心を保持していたゴータマ・シッダルタの、類似する様々なエピソードが、古い経典に書かれている。中でもゴータマ・シッダルタの出家に決定的な影響を及ぼしたとされる、「四門出遊《しもんしゅつゆう》」という故事は有名である。

ある時、ゴータマ・シッダルタが、カピラヴァストゥ城の東門で老人に会い、またある時、南門で病人に会い、そしてまたある時、西門で死人に会い、北門で出家した僧侶に会った。その時、命というのは先ず「生」があり、その先に「老」があり、そして「病」があり、その行き着くところは「死」である（四苦）と、無常に流れる生老病死を体感したゴータマ・シッダルタは、北門で会った僧侶の世俗の悩みや苦や汚れとは無縁であるかのような清らかな様子を見て、この僧侶が自分の将来あるべき姿であると、深くアートマンに想念を織り込ませたのであった。

バラモンたちの堕落を深く憂慮されておられた天上界の神々は、バラモンの世襲の罠に嵌《はま》らない、クシャトリエの王子としてのゴータマ・シッダルタの、慈愛に満ちたアートマンに苦難の道を歩ませ、その心眼を現象界の苦悩する人間の生き様に向けさせたのであった。

ゴータマ・シッダルタの背中をそっと押すヴィシュヌ神の愛に満ちた大宇宙よりの慈悲の光は、八段階に分かれている全ヨガの体系の内、最初に第五レベルであるプラナーヤム・ヨガの各種の技法を、その肉体の中に注ぎ込むように教授していった。

呼吸法であるプラナーヤム・ヨガは、主として肉体を強健にするためのもので、副次的にはアートマンに対して幾ばくかの安らぎを与えることができるが、完全なアートマンの休養を目指すにはより高次の瞑想ヨガが必要である。

そして、ヴィシュヌ神は、ゴータマ・シッダルタに、幼少時より習慣的に行っていた瞑想を更に発展させた瞑想ヨガを授ける。ヴィシュヌ神は、ゴータマ・シッダルタの懐疑に溢れた、疲れきったアートマンを癒すために、ゆったりとした脳波がたゆたう瞑想法を、全身全霊を後ろからそっと支えるその御手によって、無意識下の磁場に出現させたのであった。

以来、カピラヴァストゥ城では、大樹の根方や林へ通じる小径、そして花園の中で頻繁に瞑想に耽るゴータマ・シッダルタの姿が見受けられることとなった。ゴータマ・シッダルタは、ヴィシュヌ神より授けられた第六レベルの瞑想ヨガをごく自然な行為として実践し、習得していったのであった。

ゴータマ・シッダルタの瞑想のレベルは、カピラヴァストゥ城を出立して、行った苦行の中で更に向上し、第七のレベルとなった。第六のレベルでは、肉体より離脱したアートマンは、意識化に存在していなかったが、第七のレベルにおいては、遊躍《ゆうやく》しているアートマンに第三の意識を持たせることができるまでになっており、これが最終的な第八のレベルに至っては、大宇宙の如来の光とアートマンが一致をし、更に究極の悟りの境地である梵我一如にまで高揚することになるが、それは同時に、アートマンが肉体より完全に離脱するやもしれない識閾《しきいき》の領域に入ることでもあった。

第五レベルのプラナーヤム・ヨガで肉体を強健にし、第六レベル、第七レベル、第八レベルの瞑想ヨガによってアートマンに休養を与えることが可能になったゴータマ・シッダルタは、その両輪の調和によって、釈尊となられてからの四五年間に亘る釈伏《しゃくふく》の艱難辛苦《かんなんしんく》を克服し、衆生にダルマ（法理）を解き明かすことができたのであった。

ヴィシュヌ神の特別な委託を受けたゴータマ・シッダルタのアートマンは、クシャトリエであるジョシューダナ王の精子とマヤ王妃の卵子が結びつき受精卵となったその刹那《せつな》に、人間のカルマの向上のために時空を超えて舞い降り、敢えて世襲に溺れるバラモンの宗教界を避けて、クシャトリエの王子として生を受けるべく発生した肉体の中に、その霊魂となって注入されたのであった。

神々の支配する天上界においては、人間界の生き様の矯正が急務であった。そうした状況下、カリユガの中で増大する悪霊と、付き従う無明に喘ぐ霊魂を幾らかでも改善せんとした、ヴィシュヌ神の救済の慈悲深い御手は温情のこもったものであった。その証が、ゴータマ・シッダルタの肉体の中に生息せんと下界に降りたアートマンであった。ゴータマ・シッダルタが幼少の頃より他の者と様子が全く違ったのも、当然のことである。

当時、クシャトリエの上流階級の子弟は、バラモンの瞑想法に倣《なら》って、勉学や肉体の鍛錬の合間に瞑想を行った。悩めるプリンス、ゴータマ・シッダルタは、自室の片隅や庭園の樹下で度々瞑想ヨガを行い、自分の苦悩の根源は何であるかを探求したが、ゴータマ・シッダルタのアートマンはまだ修行途上であり、悟りの境地に達していなかったため、究極の願いである心の安寧《あんねい》を得るまでには至っていなかった。しかしながら、繰り返される瞑想により、ゴータマ・シッダルタの霊魂に存在していた仏性は大きく花開き、ゴータマ・シッダルタをして更なる霊魂の修練へと向かわせる。

妻であるヤソーダラ妃と息子のラフラ王子を王宮に残し、後ろ髪を引かれる想いで、ゴータマ・シッダルタは出立した。五年以上に亘る艱難辛苦の修練を経たゴータマ・シッダルタ釈尊であったが、初期においては、加持祈祷《かじきとう》のみを本流として不明瞭な形而上的な現象により衒学《げんがく》的に衆生を迷わせる、バラモンの聖職者たちの中にも加わった。しかし、彼はバラモンが織りなす妖術のまやかしを既に喝破《かっぱ》していた。ヴィシュヌ神は、ゴータマ・シッダルタのアートマンの成長ぶりを、満足して見ておられた。ゴータマ・シッダルタは、早い時期にバラモンの聖職者たちの下を去り、ただ一人深い森の中でプラナーヤム・ヨガと瞑想ヨガを繰り返し行うことで、目前に迫りつつあった悟りの境地を見極めんとしていた。

瞑想三昧《ざんまい》の境地が深まるにつれ、王宮で過ごした歓楽の日々と、現在の疲弊しきった肉体の極限状態という両極端の状況に対する懐疑が、繰り返される瞑想の中でしっかりとある形を取りだしていた。釈尊の悟りの根幹をなす中道の教えに、いつの間にか導かれてきた時、そこに見出されたのは、痩せ衰えた釈尊の姿であった。ニレンジャー川の辺《ほとり》を歩み進むゴータマ・シッダルタの肉体は削げ落ち、その痩身《そうしん》は痛々しげであったが、清らかな円輪をなす光の相貌《そうぼう》が、背後よりゴータマ・シッダルタを力強く支えるように追従していた。

村娘の差し出す一杯の乳粥《ちちがゆ》は、たちまちにして清らかな熱源となって、ゴータマ・シッダルタの全身に生気を漲らせるのであった。ゴータマ・シッダルタは、ガヤの地の菩提樹の木陰に坐禅を組むと、深い瞑想に没入していった。その時、菩提樹の下のゴータマ・シッダルタ釈尊の脳裏には、それより過去の五年以上の歳月の中で、ヴィシュヌ神から受けた数々の悟りの断片が様々な形で去来していた。それを序列ごとに解釈し、理論の肉づけを行い、究極の悟りの域に到達したのであった。

ゴータマ・シッダルタ釈尊が瞑想より得た悟りは、その後の四五年間に亘る釈尊の説法の根幹を成すものであり、集大成であった。この時、ゴータマ・シッダルタ釈尊が行った、長く深い瞑想は第七レベルの瞑想であり、それは肉体を離れたアートマンが三次元の空間より客観的に様々な事象を判断評価できる高次のものであった。この後も、釈尊は幾度となく瞑想を行っているが、これより、ニルヴァーナ涅槃《ねはん》を迎えるに至って究極の第八レベルの瞑想を行うまでの四五年の間、これほどまでに長く深い高レベルの瞑想に入ることは一度もなかった。

菩提樹下の深い瞑想の中で、二つの大きな事件が起きている。その一つは、釈尊の達した悟りは滅却せねばならぬとする、阿修羅の総大将マヒシャの出現であった。菩提樹の下で瞑想の最終局面に入ったゴータマ・シッダルタ釈尊を覆うように阿修羅の黒い影が舞い降りてきた。そして、瞑想によって無我の境地を楽しんでいたゴータマ・シッダルタ釈尊のアートマンに囁《ささや》きかける。

「このまま涅槃に入り天上界に戻るのだ」

悪魔の囁きであった。ゴータマ・シッダルタ釈尊は、全身で受けたマヒシャの囁きを、神々のご託宣であると、恐ろしい錯覚に陥らんとしていた。その時、ゴータマ・シッダルタ釈尊のアートマンに去来していたのは、集大成された悟りの大いなる難解さであった。ゴータマ・シッダルタ釈尊は、正にその時、最後の深い瞑想に没入し、アートマンを肉体から乖離《かいり》させ、涅槃に入っていたのであり、天上界に戻るべきであるとする阿修羅大王マヒシャの呟《つぶや》きを神の声として聞いていたのであった。

その刹那、一陣の風が吹き、深い瞑想に耽るゴータマ・シッダルタ釈尊の真後ろに、阿修羅大王マヒシャを排除すべく、まぶしく輝ける光の柱が立ち、それより梵天ブラフマン神が現れた。梵天ブラフマン神は、ゴータマ・シッダルタ釈尊に、ヴシュヌ神のご託宣を授ける。

「立て、シッダルタよ、歩め、そして人間衆生にお前の悟りを広めよ」

ゴータマ・シッダルタ釈尊は瞑想より現実に立ち戻り、座していた菩提樹の下より立ち上がっていた。それは即ち、零落したバラモンの宗教界に悪しく利用されてきたことへの神々の怒り、そのものでもあった。

それ以後、釈尊は大教団を率い、祇園精舎や竹林精舎をベースとして様々な問答を行い、説法を広大な北インドの地一帯で行った。その間も、釈尊は更なる霊的レベルの向上を目指して瞑想を繰り返した。その結果、釈尊は、瞑想を通して神々としばしば一体化し、梵我一如の境地に達して、多くの神々との交信を心霊であるアートマンに明敏に感知していた。しかし、涅槃に入られる直前に、その最後の言葉としてアーナンダの耳にのみ語られるまで、神々について一切触れられることはなかった。

釈尊は、悟りを開いてから涅槃に入られるまで、数々の説法を行ったが、生きとし生けるものの常・無常、有限・無限、霊魂と身体との同異、不変な自己であるアートマンの存在、死後の生存の有無、天国と地獄等、他の思想家たちから挑まれた多くの形而上学的論争を含め、霊界との関連に及ぶ不透明な事象については沈黙を守った。釈尊が経験的に思惟できない形而上のことを積極的に説かれようとされなかった背景には、バラモンたちの専権事項へ踏み込むことへの躊躇《ちゅうちょ》があった。新たな確執を生むことが必至であり、それ故の沈黙であったのである。

日常生活の中に組み込まれた瞑想を数限りなく繰り返し、説法を続けてきた釈尊は、高弟たちの中で最も若いアーナンダ一人を伴って、涅槃の地であるクシナーガラへと出立するのであった。それは、約三ヵ月前に釈尊がアーナンダに呟いた、「私は三ヵ月後に皆と別れ、今生界を去ることになる」という予告の実行であった。菩提樹の下で瞑想三昧に耽り、初転法輪《しょてんぼうりん》の悟りを開いて後の、最後にして最大の瞑想ヨガを行う釈尊の涅槃へと向かう旅であった。

ヒランニャヴァティー川の岸辺にある沙羅双樹《さらそうじゅ》の根方の茂みに休んだ釈尊に、アーナンダはもう一方の沙羅双樹の間に北向きに床を設《しつら》えた。釈尊は静かに身を横たえた。釈尊は周りにつめかけて来ていた僧侶たちを見回すと、入滅前の最後の言葉を語りかけた。

「形あるものはすべて滅びるものである。悟りを得るためにダルマ法理を守り精進努力しなさい」

この先、釈尊は、一切言葉を発することはなかった。釈尊は今生界より自己の肉体の命を絶ち、最終ニルヴァーナ涅槃に入るために、横臥した状態で最終レベルである第八レベルの瞑想の、初期段階より最も瞑想の深い状態である第八段階へと次々上っていった。そして滅想受定《げんそうじゅてい》という、第八レベルの瞑想中の最高位の区分である第九段階に到達し、瞑想三昧の境地を深めていった。

釈尊はここに至っても、微動だにすることはなかった。釈尊は、第九段階まで引き上げた瞑想レベルをいったん第四段階まで引き下げた。釈尊は僅かに戻った意識下で、自己の霊魂であるアートマンの中に心眼となって存在し続け、ある時は権化となって釈尊の思考を導いてくれたヴィシュヌ神が、釈尊の肉体を去らんとしているのに対し、深謝と哀悼の意をもって別離を告げるのを認識した。与えられた寿命の火が消え去らんとする時、釈尊は今生に未練を残すことなく、深い瞑想の中、再び第八レベルの瞑想中の最高位の区分である第九段階にアートマンを引き上げると、自らの肉体の命を自己の意思によって断ち切られた。

沙羅双樹の下で、自らの肉体の命に自ら終焉を告げた釈尊の行為を、釈尊による究極の教えと理解し、われわれ衆生も寿命の最後においては、自らの肉体の命を不必要不用意に永らえんとしてはならない。今生界を去るにあたり、深き瞑想ヨガの果てに今生現象界との最終の別離を追及することが、最も良き法である。食を断ち、深き瞑想に入るのを許されるのであれば、それが最良の別れである。

インドより中国を経て日本に伝来した仏教によって厚く信仰されているゴータマ・シッダルタ釈尊の、仏陀としての仏像は、仏陀が三昧に入って瞑想されている姿で示されている。ここで言う三昧とは、般若波羅蜜《はんにゃはらみつ》の三昧であるから、般若心経に示されている色即是空の空三昧であって、その殆どが瞑想の姿である。仏陀の性格を示すにあたって、瞑想の姿で具現することは仏教においてしばしばあることであるが、その中でも禅定仏として表されている坐像仏は、インド仏教美術においても数多く見出すことができる。

日本における坐像仏の典型的な例としては、奈良の東大寺の大仏、華厳経の本尊である毘盧舎那《びるしゃな》仏が挙げられる。これは、仏陀が海印三昧という瞑想に入った境地を具現しており、それは海の表面が鏡のように波一つなく透明であるという絶対的な静寂を言う。

これまで見てきたように、釈尊にとって、プラナーヤム・ヨガを行い、瞑想ヨガを行うことが、その霊的生活において最も大切にして重要なる行為であり、それは既に釈尊の生活の一部であったのである。

キリストと瞑想

天上界より神々が送られたイエス・キリストも、様々な場面で瞑想を行っている。イエス・キリストは、神々との交信のためにも、釈尊と同じ第七レベルの瞑想ヨガを頻繁に行っていた。イエス・キリストは、その心霊に万福《ばんぷく》の輝きをもって授けられていた霊的な磁場により、神々よりのご託宣を確認し、その結果、霊力が更に高揚し、説法は鋭さを増していった。そのことは、確固たる自信をもって口からほとばしり出る「おまえたちによくよく言っておく」という言葉で始められる辻説法に表われている。僅か三年で、今生現象界から天上界に戻られたイエス・キリストの心身への負担は膨大なもので、そのアートマンである心霊が必要としていた休養のために行われていたのが、瞑想三昧であった。

イエス・キリストの瞑想法は、あらゆる点で、リグヴェーダ以前のモヘンジョダロの時代より、リグヴェーダを経て完成し、大いなるヒンドゥーの奥義書であるウパニシャッドの範疇《はんちゅう》の中で悟りに到達した釈尊に正しく受け継がれていたものと同一であった。つまり、それは全八体系のヨガの内、第六レベル、第七レベル、第八レベルに属する瞑想ヨガによる修練法であった。

イエス・キリストの時代におけるインドは、ほぼ全地域にわたり、釈尊の根本仏教の教えによって平和が堅持されて、人心は満たされ、繁栄を謳歌していた。イエス・キリストとインドを結びつける一本の太い楔《くさび》は、聖書の中の空白の一八年（一七年に近いという説もある）にこそ、その答えを見出すことができる。この長期にわたる空白の期間、イエス・キリストは北インドの仏教寺院におられた。パレスチナの地を出立し、何年もかけた長旅の末に辿り着いたのである（近年、イエス・キリストが一五年近くに亘り、様々の寺院で過ごされたという事実が、アメリカの非宗教グループの研究者の著書『The lost years of Jesus』において立証されている）。

釈尊の入滅以来、悪化するカリユガの時代は、更に混迷を深めていた。その様子を天上界からご覧になった神々は、最も人々が苦難に喘《あえ》いでいる地として、パレスチナのガリラヤ地方を選び、幾らかでもその地に平安を取り戻し、慈悲の心をあまねく他の地域にも広めるべく、イエス・キリストを降臨させたのであった。

ガリラヤ地方は、言わば世界の縮図であった。近隣ではパレスチナ人同士の抗争が際限なく続き、東からはアッシリアやバビロニアが、西からはフェニキアやローマが、南からはエジプトが、北からはギリシャが進入を図り、略奪と殺戮《さつりく》を繰り返し、この地域に争いが絶えることはなかった。イエス・キリストが降臨した時代には、ローマ帝国に征服されており、一帯には弱小民族の悲哀が満ち溢れ、人民は三重の支配に喘いでいた。彼らは三重に課税されていたのだ。神殿政治を支えるための神殿税、この地方を支配するヘロデ王に納める税、それに加えてローマ帝国は更なる重税を課した。更に中間搾取階級が、あらゆる策略を弄《ろう》して人々を搾《しぼ》り上げた。自作農民は次々に零落して奴隷となり、乞食が溢れ、飢えて死んだ者の死骸が街道に満ちていた。

このような悲惨な状況でありながら、イエス・キリストには、僅か三年という限られた時間しか与えられていなかった。そこで、天上界の神々は、イエスに訓練修養の場を与える。それが、アショカ大王が深く帰依した釈尊の教えがあまねく全土に広がり、人々には心の平安が満ち、争いのない理想郷である、当時のインドであった。

聖書の中の、十二歳から「山上の垂訓」を説法する三〇歳までの空白の一八年の間に、イエス・キリストはインドの地に現れたのであった。白い袈裟《けさ》を羽織った、物静かなイザという名の修業僧として現れ、全年月を北インドの主として仏教寺院、そして当時、共存していたヒンドゥー寺院で、瞑想を中心とした訓練修養の時を過ごしたのだ。

当時、ヒンドゥーの寺院と仏教の寺院は平和的に共存していた。ヒンドゥー教徒は、仏教徒をヒンドゥーの一派であり、教理から大きくはみ出した改革派と考えていた。イエス・キリストの教えには、基本的にはウパニシャッド奥義書を根本に据えたヒンドゥー思想の範疇に属する仏教思想が色濃く反映している。それは、ヒンドゥー思想である転生輪廻の思想、釈尊の人間の煩悩に対する厳しい姿勢、釈尊が示された愛と慈悲の心等である。

イエス・キリストの時代、当然、バラモン出身の天才僧ナガルージュナ（龍樹）が主として創設した大乗仏教の中心をなした法華経や華厳経、阿弥陀経等は成立しておらず、空海により日本にもたらされたヒンドゥー教の教えそのものである真言宗の大日経、そして金剛頂経及びその中の第六会《え》である理趣経《りしゅきょう》（ある程度の煩悩は小楽として受け入れる）等についても同様である。つまり、イエス・キリストは、釈尊の生の言葉を綴った根本仏教の教え以外は知る由もなかったのである。

「心の貧しい人々は幸いである。天の国はその人たちのものである」

この有名な言葉で始まる「山上の垂訓」が、イエス・キリストの初めての辻説法で、釈尊がサルナートの地で初めて説いた初転法輪に相当するものであり、後の教えを体系づける重要な第一歩である。

マタイ伝第五章、第六章、第七章に、イエス・キリストの深い教理が美しい言葉で説かれている。

「断食する時には、あなたがたは偽善者のように沈んだ顔つきをしてはならない。偽善者は、断食しているのを人に見てもらおうと、顔を見苦しくする。はっきり言っておく。彼らは既に報《むく》いを受けている。あなたは、断食する時、頭に油をつけ、顔を洗いなさい」（マタイ伝第六章）

人間の奥底に潜む、屈折した両舌《りょうぜつ》であり邪見《じゃけん》である煩悩を指弾《しだん》した、イエス・キリストの直截《ちょくさい》な至言の一つである。このイエス・キリストの指示は、ヒンドゥーにおける断食法の基本的な教えを踏襲《とうしゅう》しているものである。

ヒンドゥー教徒として天上界より生を受けた釈尊は、天上界の存在や神々のこと、転生輪廻については肯定も否定もしていない。ウパニシャッドの思想を述べれば、バラモンの僧侶から、「所詮、ゴータマ・シッダルタはヒンドゥーの思想を踏襲しているに過ぎない」という誹《そし》りを受けかねない。よって、明確に一線を画する必要があったのである。釈尊の滅却後五〇〇年を経て、仏教教団にバラモン出身で前半生はかなりの放蕩者であった天才僧ナガルージュナ（龍樹）が出現し、ウパニシャッドの思想を堂々と大乗仏教の中に取り入れるまでは、現代の我々から見れば当たり前の仏教思想は、仏教教団においてはタブーであったのである。

しかし、ヒンドゥーの思想も自由に咀嚼《そしゃく》したイエス・キリストには、その教理にそのような制約は全くなかった。「山上の垂訓」をはじめ、聖書においては、イエス・キリスト自身の言葉として、天の国とか、天の父という表現がしばしば使われる。この点は、釈尊の根本仏教とは相容れない。神々の存在は、ヒンドゥーの聖典リグヴェーダやプラーナの中、あるいは旧約聖書の中で語られているものなのである。

ナガルージュナが仏教教団に出現したのは、イエス・キリストの僅かに後であったので、イエス・キリストは大乗仏教思想には触れていない。ナガルージュナが空の理論を押し立て拡大解釈する以前の、釈尊の説法の中に、空の理論に繋がるような思想は現れていない。ただ、旧約聖書を熟知していたであろうイエス・キリストが、ヒンドゥーの聖典の一つウパニシャッドを理解するのに抵抗がなかったであろうことは容易に想像できる。

このような背景の下に、イエス・キリストは、三年という短い説法の期間に頻繁に瞑想を行っていた。マタイ伝第四章に、「山上の垂訓」で最初の辻説法にこぎつけるまでの、イエス・キリストの苦悩が描かれている。悪魔と戦う力が授けられた場面からは、瞑想によって、絶え間なく神々と交信し、天上界より、強く背中を押され支えられ続けたイエス・キリストの姿が浮かび上がってくる。イエス・キリストが生き生きと描かれているのは、釈尊同様、悪魔に対して断固たる態度で臨んでいたからである。その折り、釈尊とイエス・キリストは、断食を長期間にわたり遂行し、瞑想を繰り返すことで、悪魔の手より自らを解放している。瞑想の力、ここに極まれりである。二人の聖者の人類救済に対する強い思いがそこにはあった。釈尊の初転法輪の前に現れた悪魔は、イエス・キリストがヨハネより洗礼を受けた後にも現れている。マタイ伝第四章に詳しく述べられているように、イエス・キリストの霊魂を堕落凋落《だらくちょうらく》させせんと、かなりしつこく迫るのである。

神のご託宣を実行せんとするイエス・キリストの眼前に現れたのは、そのような人類を救済せんとする行為を最も忌み嫌う悪魔であった。その悪魔こそ、時空を遡《さかのぼ》ること約五〇〇年、菩提樹の根方でゴータマ・シッダルタ釈尊が瞑想三昧の最終局面に立ち至った時に、暗く淀んだ声で釈尊に語りかけた阿修羅大王マヒシャそのものであった。

天上界の神々は、イエス・キリストの覚悟のほどを不動のものにするために、イエス・キリストを荒野へと意図的に導かれ、悪魔がそれを試みるのにまかせたのであった。

その時、イエス・キリストは直ちに断食業に入り、悪魔のありとあらゆる責め苦に耐え忍ぶ決意を固めるのであった。イエス・キリストは四〇日四〇夜断食をし、瞑想三昧に耽られ、悪魔との問答をことごとく退ける。

断食と瞑想により、悪魔の言上《ごんじょう》をすべて排除したイエス・キリストであったが、四〇日間続いた断食により空腹を覚えた。擦り寄ってきた悪魔が囁いた。

「貴方が神の子なら、この石がパンになるように命じなさい」

それに対して、イエス・キリストは答える。

「人はパンのみに生きるのではなく、神の口から出る一つ一つの言葉で生きるのである」

悪魔はイエス・キリストを引きつれ荒野より離れ、聖なる都エルサレムの宮殿の頂《いただき》に立たせて命じる（マタイ伝第四章第五節）。

「汝がもし神の子であるなら、下へ身を投げなさい。神は天使たちに命じて、その手に貴方を支え、貴方の脚が石に打ち当たらないようになさるはずです」

イエス・キリストは答える。

「汝の神を試してはならない」

神の命により危険を冒すならば、神は必ずそれを守り給うが、自己の邪《よこしま》な考えや悪魔の囁きに従って危険を冒し、神を試みてはならないという真理を、イエス・キリストは心霊に刻んで答えたのである。

長い断食と、その間に繰り返された瞑想から立ち返ったイエス・キリストの肉体と、そこに棲むイエス・キリスト自身であるアートマンは、清涼にして清々しく冴えわたっていた。悪魔はその後もイエス・キリストを試し、屈服させようと試みるが、思い通りにはゆかず、今度は様々な誘惑を試みんとする。しかし、その時、既にすべての煩悩を滅却していたイエス・キリストには、悪魔の誘惑すべてが灰燼《かいじん》でしかなかった。

第四章第一〇節において、イエス・キリストはついに悪魔に告げるのであった。

「サタンよ、退け」

悪魔である阿修羅大王マヒシャが、イエス・キリストから離れ去ると、たちまち天使たちが来て仕えるのであった。

イエス・キリストの最期の時についても触れておかねばならない。

木曜日の最後の晩餐については、福音書によってかなりその記述が異なるが、ヨハネ伝が最も実相を伝えている。イエス・キリストの最後の一週間に、全二一章中一〇章を充てている（『心眼奉納　人は何故生きるか』参照）。

絶対の愛を説いてきたイエス・キリストを信奉し、付き従ってきた弟子たち全員が、程度の差はあれイエス・キリストを裏切ったことが、翌金曜日、イエス・キリストが十字架につかれた日に明らかとなる。誰一人救いに来る者がないまま、十字架を背負わされ、よろめきながらイエス・キリストはゴルゴダの丘へのヴィア・ドロローサ（悲しみの道）を登るのであった。

自分たちの霊魂を清らかなものにせんと、聖者イエス・キリストに付き従ってきた最も身近な十二人の弟子たちをして、イエス・キリストの最期の時に保身に走らせたという事実は、人間の背負った煩悩の深さを物語っている。

両手両足を釘づけにされ、十字架にかけられたイエス・キリストは、既にすべての人々の罪を許し、天上界へと出立する準備を整えられていた。イエス・キリストは第七レベルの深い瞑想から、最終段階の第八レベルの瞑想へと十字架上で没入していったのである。

高次の聖職者である釈尊が、第八レベルの瞑想における九段階までの各区分をゆっくりと上ったように、イエス・キリストも天上界への虹の架け橋となる道程を歩んだのであった。アートマンが既に肉体より離脱し、その肉体を見つめている瞑想下では、イエス・キリストの肉体は既に無苦集滅道《むくしゅうめつどう》のレベルに達し、亦無老死盡《やくむろうしじん》の深い境地に到達していた。衆生がイエス・キリストの十字架上の苦痛を慮《おもんぱか》って、恐れおののくような状況は既に終わっていたのであった。

イエス・キリストが人間の肉体に宿った三三年の内、人類救済のために光のエネルギーを注ぎ浸透させるために費やされた年月、即ちサタンを排除し、山上の垂訓を経て、最後の晩餐の翌日に十字架上にて今生を去るまで、僅か三年であった。しかしながら、この凝縮された三年に、イエス・キリストが残された霊的足跡は、現在においても多くの衆生への救いであり、燦然《さんぜん》と輝き続けている。

イエス・キリストは、瞑想ヨガによって悪魔を退け、十字架上での瞑想ヨガ三昧の中、天上界に戻られた。このように、内的葛藤を克服し、正しい行いを全うできたのも、偏に神々と交信をする濃密な瞑想を頻繁に行ってきたからであった。

モハメッドと瞑想

イスラム教徒にとって、コーランは信仰の中心となる聖書である。コーランに書かれている字句は、モハメッドが直接アラー大神から受けた啓示を綴ったものである。

そのコーランにおいて、アラー大神は、「われらは」とか、「わしは」とか、一人称で語りかけ、モハメッドに向かっては「汝よ」と、われわれ人間には「おまえたち」と呼びかけている。

モハメッドの宗教界における偉大にして最大の功績は、広大なるアラブ諸国及びイランに、聖書コーランの教理を浸透させ、平和をもたらしたことにある（その後、その教理は東ヨーロッパやアフリカの諸国にも広く深く浸透していく）。

現在の日本のイスラム信者数が約二〇万人弱で、全人口に占める割合は〇・一％以下であるためか、日本においてはイスラム世界の広範な広がりについてあまり明確に把握、理解されていない。よって、モハメッドの偉大さを説く前に、ここで簡単に触れておく。モハメッドとその英明なる妻ハディージャが、たった二人で説法を始めたイスラム教が（モハメッド四〇歳、ハディージャ六〇歳の時であった）、現代においては膨大な人々の信仰を集めるに至っているのである。

米国ワシントンに本部を置く PEW FORUM ON RELIGION & PUBLIC LIFE が最近発表したレポートによると（http://pewforum.org）、世界のイスラム教徒の総数は一五億七〇〇〇万人で、全人口に占める割合は二二・九％、四・四人に一人がイスラム教徒とされる。たった二人で始めたイスラム教が、様々な既存の宗教がある中、アラー大神の祝福を受け、ここまで広がりを見せたこと自体が奇跡《きせき》であると言わねばならない。因みに国連人口基金（UNFDP）の統計によれば、世界の総人口は約六七・五億人である。

地域別に見ると、イスラム教徒が最も多いのはアジア・大洋州の九・七億人で、次いで多いのが中東・北アフリカの三・二億人である。西欧諸国でイスラム教徒が最も多いのはドイツの四〇〇万人強であり、次いでフランスの約三六〇万人である。アメリカ合衆国には、約二五〇万人のイスラム教徒がアメリカ市民として居住している。

今や三大国際宗教の一つとなった、敬虔《けいけん》なるイスラム教の伝播者であるモハメッドに、もしも頻繁に瞑想をする習慣がなかったら、アラー大神よりの啓示は勿論、イスラム教そのものが、その存在を見ていなかったかもしれない。このように想定したとしても、それは過言ではないと信じられるほど、瞑想の功徳《くどく》が大きくイスラム教の萌芽《ほうが》に影響しているのである。

モハメッドは、アラビア半島の商業都市メッカのクライシュ族のハーシム家に生まれた。父アブド・アッラーフは彼の誕生する数ヵ月前に死に、母アーミナもモハメッドが幼い頃に没したため、モハメッドは祖父と伯父の庇護によって成長した。成長後は他の一族の者たち同様、商人となり、シリアへの隊商交易に参加した。モハメッドはごく普通の商人であったのである。

だからこそ、モハメッドに瞑想の習慣がなければ、そしてモハメッドに聡明なるハディージャという妻がなければ、韻《いん》を踏んだ詩句によって美しく表されたイスラム教の教義であるコーランが、果たして人間界に姿を現すことができたであろうか。

ハディージャはモハメッドと結婚する前、二人の夫に先立たれ、その遺産を受け継ぐ裕福な商人であった。二番目の夫の死後、交易商を営んでいたハディージャは、交易代理人として働いていた親戚のモハメッドの純朴で、正直で、誠実なところに引かれ、西暦五九五年、既に四〇才に達していたであろう頃に、当時二〇代前半であったモハメッドと結婚した。ハディージャと結婚したモハメッドは、裕福な上に有能な商人であったかなり年上の妻ハディージャがとるリーダーシップの下、時間を持て余すようになったのではないかと、私アイアンカーは推察する。因みに、モハメッドはハディージャが死ぬまで、他に妻は持たなかった。ハディージャに心よりの忠誠を誓って結婚したモハメッドは、豊かな環境で有り余る時間を一人静かに瞑想に耽るようになったのである。

物質的に恵まれた二人だったが、二人の間にできた長男カシムと次男アブドゥラは成人前に残念ながら死去している。悲しみを払拭できず、日々悶々《もんもん》と暮らすモハメッドは、瞑想の頻度と深さに更に拍車がかかったようであった。モハメッドはしばしば外出しては、瞑想場にまっすぐ足を運び、そこで長時間過ごすことが多くなった。

モハメッド以前の聖人たちであるゴータマ・シッダルタ釈尊とイエス・キリストにおいても、神よりの啓示が大変大きな役割を果たした。しかしながら、モハメッドが遭遇した神の啓示ほどドラスティックなものは、他に類を見ない。胸がときめくような哀愁にも似た感情に支配される、偉大な出来事であった。

初めに神の手が差し出された時、それは正に鳥肌が立つほどの戦慄であり、信じがたいほど神聖で崇高な一瞬であった。筆者が幼少の折りに紐解《ひもと》いた書物の中で、モハメッドの故事を発見した時、全身が金縛りにあったような衝撃を覚えたのを忘れることはできない。

それは紀元六一〇年、モハメッドが四〇才の時であった。モハメッドはメッカ近郊のヒラー山の洞窟で、いつもと変わらぬ、ゆったりとした優雅なアラブ服に身を包み、目を閉じ、既に長い時間瞑想に没入していた。モハメッドの中の霊魂が肉体より離脱して、三次元の空間にゆったりと、たゆたうように浮遊している時であった。僅かに覚錯しつつあったモハメッドの耳に、それはかなりの遠い距離から聞こえてきた。覚錯のレベルを少し上げたモハメッドの耳に、その声は徐々に近づき、はっきりとした声となってモハメッドの耳に届いた。

その声は繰り返しモハメッドに囁き続けていた。

「創造主の御名によりて唱えよ……」

旧約聖書の中の天使ガブリエルによる最初の啓示であった。

瞑想よりすっかり覚錯したモハメッドは、恐れおののき、洞窟から転がり出るようにして、一目散に逃げ帰るのであった。恐怖心と畏怖心《いふしん》がないまぜになり、すっかり困惑したモハメッドは妻のハディージャに、怯《おび》えた気持ちを説明するのであった。

聡明なるハディージャは、モハメッドの話とその様子から、ただごとでないと瞬時に見通していた。ハディージャは、それは神から天使ガブリエルに託された啓示に違いないと確信していた。ハディージャは、モハメッドに寄り添うようにすると力強く励まし、その場から直ちにヒラー山の洞窟に戻り、更なる啓示を待ち受けるようにと諭《さと》すのであった。ハディージャは、モーゼやイエスなどと同じく、モハメッドも預言者であるとすぐに認識して、モハメッドにそれを自覚させるに至るのであった。

アラー大神により繰り返される数々の珠玉の啓示は、その後かなりの年月、多くの迫害を受けるという困難はあったが、これを授かったモハメッドによって、ゆっくりと人々の中に、メッカの地より広くアラブ諸国へ、そしてそれを越えた近隣の諸国へと、乾いた布に水が染み渡るが如く浸透していったのである。

イスラム教の最初の信者となったハディージャは、イスラム教を布教するモハメッドを支え続け、啓示を受ける以前も以後も変わらぬ保護者の役割を果たした。

コーランには、イスラムの果たす融和の精神が様々にちりばめられている。ユダヤ教の根源をなす旧約聖書は、イスラム教にとっても同じく聖書であるという事実から想念を説き起こさねばならない。

コーランの中には、モハメッドを最後の預言者として、その他に二四人の預言者が登場する。ユダヤ教の経典、旧約聖書からイブラヒームやモーゼら一五人が、新約聖書からはイエス・キリストら三人が登場する。

ヒラー山の洞窟で、瞑想の結果、最初の啓示を受けたモハメッドは、その後もしばしば瞑想のために同じ洞窟を訪れている。モハメッドは洞窟の中で静かに座して、アラーの啓示を待つのであった。その結果、モハメッドのもたらした言葉は、コーランに細目記述されるに至った。

聖コーランの中には、人類に失望された神々の厳しい仕切りが、そして明快に我々が従わなければならない術が書き記されている。全編荘厳な語句に満ちたコーランは、一一四章からなる。最も長い啓示は二八六節、最短は三節である。本格的に編纂されたのは、モハメッドがこの世を去ってから約一〇年経ってからであった。

法華経と瞑想

経典というのは、釈尊が説いた教えを記録しているものと考えるのが基本である。経典は大きく分けて、根本仏典と大乗仏典に分かれる。

根本仏典には、パーリ五部及び阿含経典があるが、それらは釈尊の言葉を比較的忠実に伝えている。一方、大乗仏典は、西暦紀元前後以降、ナガルージュナ（竜樹）が中心となった、当時の大乗仏教教団によって創作されたものである。これらの経典は、釈尊とは直接関係のないものである。主なものに、南伝大蔵経、阿含経、法句経、般若経、維摩経、涅槃経、華厳経、法華経、無量寿経、阿弥陀経、大日経、金剛頂経、理趣経などの経典がある。

根本仏教の創設者である釈尊が、初転法輪において説かれた悟りの境地は、瞑想という過程を経て成熟・完成した。

各経典には、それぞれその背景に瞑想の必然性が見て取れる。そのことは、瞑想が教義の詳細について記述するために必要欠くべからざる存在であったことを物語っている。

教義に到達するために必要な課程であった瞑想については、瞑想そのものの意義を説く記述はなく、その結果のみを重点的に記している場合が殆どである。それは取りも直さず、瞑想を行うことが当然のこととして修行課程に繰り込まれていたことの証左であると言える。

瞑想の持つ霊的な透視との深い関連性において、その事例が多く散見される。

大乗仏教経典の中で最も重要かつ中心的な経典の一つであり、天台宗、浄土宗、浄土真宗、曹洞宗、特に日蓮宗といった様々な宗派において、主要経典として用いられているものに、法華経がある。法華経は、古代インドのサンスクリット語で書かれた「サッダルマ・プンダリーカ・スートラ」を漢訳したもので、釈尊が悟りを開いた後、更には涅槃に入られた後も、今生現象界に存在する一般の衆生であるこの世のすべての者を救うために、この世に存在している法理を、釈尊自身が体得したものとして説いている。

「サッダルマ・プンダリーカ・スートラ」の直訳は、「正しい真理である白い蓮の花の教え」である。それを、五世紀頃、天才的なインド人僧侶であったクマラジーヴァ（鳩摩羅儒）が「妙法蓮華経」と漢訳し、それが更に略されて、「法華経」と呼ばれるようになった。サンスクリット語の原典は何人かの僧侶によって漢訳されたが、「妙法蓮華経」は最も格調高い翻訳文として知られる。

〈参　考〉

この法華経の中の二十五品目にあたるお経が、独立して、「観音経」と呼ばれている。そこでは、観音菩薩（インド名「アヴァロキテーシュヴァラ」。観世音菩薩〈クマラジーヴァ訳〉、または観自在菩薩〈玄奘三蔵訳〉とも呼ばれる）が、あらゆる人を救い、あらゆる願いを叶える、超人的な姿で表されている。アヴァロキテーシュヴァラは、色々な姿に変化《へんげ》して、様々な場所に現れ、この世の生きているものすべてが悟りを開くまで救い続けるという。仏像として馴染み深いのは、あらゆる方角に顔を向け、すべてのものを救う「エカーダシャ・ムッカ（十一面観音）」と、チベット仏教でも広く信仰を集めている「ロケシュワール」と呼ばれる観音菩薩で、阿弥陀如来を頭に乗せ左手に蓮華を持つ。

「法華経と瞑想」では、法華経の中の、瞑想と三昧の境地に関する記述のすべてを挙げることで、瞑想が仏教の僧侶・修行者にとっていかに重要な修行法であったかを詳細に検証する。
二十八の品《ほん》（章）で構成されている法華経の日本語訳はいろいろあるが、坂本幸男氏と岩本裕氏の秀逸なる著書『法華経〈上・中・下〉』（訳注、岩波書店）を参照した。

〈第一　序品《じょほん》〉

①釈尊は……（中略）……その偉大な教えの座に安座したままで、身体を動かすことなく、また心を揺るがすことなく、無限の説法の基礎という三昧（瞑想）に入った。（上・一九頁）

②しかも釈尊は瞑想に入られた。偉大な神通力によって奇跡が現わされ……（後略）……。（上・二一頁）

③……（前略）……一心不乱に、山の洞窟に於いて、幾千万億年もの間、瞑想をし、かれらは瞑想によって最高のさとりを希求する。（上・三三頁）

④プラディーパ如来は……（中略）……求法者をいましめ、すべての仏が受持すべき非常に大きな最高の経典を語ったのち……（中略）……この偉大な教えの座に坐ったままで、身体を動かすことなく、また心を揺るがすことなく、無限の説法の基礎という瞑想に入った。（上・四五頁）

⑤そして、かの釈尊はその瞑想から立ち上がると、かの求法者ヴァラ・プラバをはじめとして、

会衆に正しい教えの白蓮《びゃくれん》という経説を説き明かした。（上・四七頁）

⑥ 身体を動かさず、心も揺るがさず、忍耐強く瞑想を楽しみ、心を統一し、瞑想によって最高のさとりを希求する、仏の実子たちの姿が見られる。（上・五七頁）

〈第二　方便品《ほうべんぼん》〉

⑦ その時、釈尊は前世における誓願をはっきりと自覚して、（瞑想）三昧から立ち上がると、シャーリプトラ（舎利子）長老に話しかけた。（上・六七頁）

⑧ ……（前略）……瞑想をして心を静め、迷いから脱し、精神を統一して心身を平安にさせることができるという、不思議な特質を賦与《ふよ》されているのであって……（後略）……。（上・六九頁）

⑨ シャーリプトラは次の偈を唱えた。「余が達成した威力と迷いからの解放と瞑想とは、測り知りがたい」と……（後略）……。（上・七九頁）

⑩ ……（前略）……仏が自ら安住するところに瞑想して解脱を願い、体力と感覚の機能を持つ人々を仏は安住させるのだ。（上・一〇七頁）

⑪ 精進し瞑想に専念して仏に仕え、あるいは理知でもって、この世に存在するものを考える。（上・一一三頁）

〈第三　比喩品《ひゆほん》〉

⑫……瞑想して解脱のために心の統一を達成することにより、偉大なる快楽をそれぞれに娯《たの》しめ。（上・一七七頁）

⑬……（前略）……如来は瞑想と苦悩よりの解放と心の統一の完成という、尊くて非常に楽しい、かれらが悦ぶ玩具を与えるのだ。（上・一八一頁）

⑭数々の力と瞑想があり、また苦しみからの解放があり、幾千万億という無数の心の統一があり……（後略）……。（上・二〇一頁）

〈第五　薬草喩品《やくそうゆほん》〉

⑮「わたしは人間と神の主である仏になろう」と仏の位を熱望して、精進して瞑想に専念する人々が、最高の薬草といわれる。（上・二八一頁）

⑯神通力をもち、四種の瞑想を行《ぎょう》じ、空の教えを聴いて喜びを生じ、幾千の光明を放つ人々こそ、この世において大樹といわれる。（上・二八五頁）

⑰……（前略）……瞑想をして念ずる者は、間もなく五種の神通力を得て、福徳のある人となるであろう。（上・二九八頁）

〈第七　化城喩品《けじょうゆほん》〉

⑱そして、八万四千劫が過ぎ去ったときに、かの尊き如来は前世を憶い出だし、意識を取り戻して、瞑想から立ち上がった。（中・六五頁）

⑲……（前略）……周囲の会衆が完全に清浄で、帰依する志が堅く、空の教えを完全に理解し、深く瞑想に入っていることを知るとき……（後略）……。（中・七一頁）

⑳かの仏はこの経典を説いたのち、僧院にはいって瞑想に耽った。（中・八三頁）

〈第八　五百弟子受記品《ごひゃくでしじゅきほん》〉

㉑……（前略）……僧たちよ、この仏国土には……（中略）……二種の食物があるであろう。二種とは……（中略）……教えを喜ぶ食物と瞑想を喜ぶ食物とである。（中・九九頁）

㉒かの仏の弟子たちは数えきれないほどに多く、しかもすべて偉大な神通力と偉大な威光をもち、八種の解放を瞑想しているであろう。（中・九〇頁）

㉓かの仏国土にいる衆生はすべて清浄となり、……（中略）……三十二の勝れた吉相を具えた姿をもち、教えを悦び瞑想を楽しむ心のほかに……（中略）……意識はないであろう。（中・一〇七頁）

㉔求法者たちは、熱心にさとりを求め……（中略）……瞑想し、行動は清浄で、立ち居振る舞

いは勝れているであろう。（中・一一一頁）

〈第十一　見宝塔品《けんほうとうほん》〉

㉕かの大宝塔の扉を開くやいなや、ラトナ如来が、あたかも瞑想を終えたかのように、四肢が痩せ身体は衰えていながらも……（後略）……。（中・一八七頁）

〈第十二　提婆達多品《だいばだったほん》〉

㉖……（前略）……この世に存在するあらゆる物と生類に対して心を専ら注ぐ幾千の瞑想を一瞬間に達成した。（中・二一九頁）

〈第十四　安楽行品《あんらくぎょうほん》〉

㉗求法者は心を集中して瞑想し、常にスメール山（須弥山《しゅみせん》）のように動かず……（中略）……一切のものが虚空さながらであることを見分けるべきである。（中・二五五頁）

㉘この世に存在するすべてのものを完全に弁別して、瞑想から立ち上がるや、恐れることなく教えを説け。（中・二五七頁）

㉙仏は彼の志願するところを知り、彼が仏の位に達すると予言する……（中略）……再び彼は

山の洞窟で教えを瞑想する自身の姿を見るであろう。（中・二八一頁）

㉚教えを瞑想し、教えの本質に到達し、心の安定を得て、彼は仏を見る。（中・二八三頁）

〈第十五　従地湧出品《じゅうじゆじゅつほん》〉

㉛ながいあいだ仏の智慧を得ようと意図し、幾十万という瞑想による心の安楽を達成したのち……（後略）……。（中・三一七頁）

〈第十七　分別功徳品《ふんべつくどくほん》〉

㉜誰かが、心を静めて瞑想三昧を楽しむ偉大な思想家となり、八千億劫を満了する間、瞑想三昧をつづけるとしょう。（下・五三頁）

㉝勇気を持ち、常に修行に没頭する者となろう。仏の教えを希求して瞑想する者となろう。（下・六三頁）

〈第十九　法師功徳品《ほっしくどくほん》〉

㉞ブラフマンたちがどこに居て瞑想し、あるいは瞑想から立ち上がったかを、彼は地上にいるままで、匂いによって知る。（下・一一一頁）

㉟ 前世の記憶をもち瞑想に耽り教えを説いて経典の読誦を常に楽しむ……（後略）……。
（下・一一一頁）

㊱ かの偉大な志を持つ求法者プリヤダルシャナは、この瞑想三昧を得るやいなや……（後略）
……。（下・一七七頁）

㊲ プリヤダルシャナが瞑想三昧に入るやいなや……（中略）……花の大雨が降りそそいだ。
（下・一七九頁）

㊳ プリヤダルシャナは、心に堅く決心をし、充分な自覚を持って、かの瞑想三昧から立ち上がり、立ち上がったのちこのように考えた。（下一七九頁）

㊴ ここは私の遍歴修行の場所、優れた王よ、わたしはそこに住して瞑想三昧を得ました。
（下・一八三頁）

〈第二十三　薬王菩薩本事品《やくおうぼさつほんじほん》〉

㊵ 求法者たちはすべて、サルヴァルーパ・サンダルシャナという瞑想三昧を得た。（下・一九一頁）

㊶ かの偉大な志をもつ求法者スヴァラは、多くの瞑想三昧を会得していた。（下・二一三頁）

㊷ 偉大な志を持つ求法者スヴァラは、ガンジス川の砂の数に等しいほどの幾千万億という瞑想

三昧を会得していたのであった。（下・二二五頁）

〈第二十四　妙音菩薩品《みょうおんぼさつほん》〉

㊸ 釈尊よ、この求法者は、どのような瞑想三昧に入って修業したのですか。（下・二三二頁）

㊹ 釈尊よ、スヴァラは瞑想三昧に専念して衆生を導いたとのことですが、その瞑想三昧とは如何なるものでしょうか。（下・二三七頁）

㊺ それは……（中略）……サンダルシャナという瞑想三昧である。この瞑想三昧に専念して偉大な志をもつスヴァラは、衆生たちにはかり知られぬほどの利益を与えたのだ。（下・二三七頁）

㊻ サンダルシャナという瞑想三昧を得た、偉大な志を持つ求法者たちの数は到底数えられないほどであった。（下・二三七頁）

㊼ 八万四千の求法者たちは、サンダルシャナという瞑想三昧を得ました。（下・二三九頁）

㊽ 偉大な志を持つ求法者シュリーは、正しい教えの白蓮という瞑想三昧を得た。（下・二三七頁）

〈第二十七　妙荘厳王本事品《みょうそうごんおうほんじほん》〉

㊾ カレラハヴィマラという瞑想三昧の奥義に通暁しており、アーディトヤという瞑想三昧の奥

義に通暁しており……（中略）……ガルバという瞑想三昧の奥義にも通暁していた。（下・二九一頁）

㊿この世に存在するすべての者がすべての罪悪を捨て去るように……（中略）……という瞑想三昧を行った。（下・三〇一頁）

51シュバ・ヴューハ王は、八万四千年が経過したときに……（中略）……瞑想三昧を得た。（下・三〇六頁）

〈第二十八　**普賢菩薩勧発品**《ふげんぼさつかんぼつほん》〉

52かの説教者はわたくしの姿を見るやいなや、瞑想三昧を得るでありましょうし……（後略）……。（下・三二三頁）

以上、法華経より瞑想とその境地に耽る三昧の記述を漏らすことなく拾い出したところ、全二十八品に万遍なくちりばめられ、五二という大変な数に上った。

ここには、釈尊自身は言うに及ばず、多くの求法者や僧侶、阿羅漢、菩薩、神々、如来たちが悟りの境地に到達し、またあるいは悟りを開くために、アートマンのレベルを高めるために、悟りの境地を実行に移すために、瞑想によって起こる三昧の境地の中から、アートマンに休息を与えるだけでなく、新しい法理の探索と形成のために切磋琢磨する、慈悲の光に包まれた麗しき情景が秘められている。

瞑想に関連するこれらの記述から、それぞれ非常に前向きな結果が導き出されていることが分かる。「第八品　五百弟子受記品」から再度、引用する。

「……（前略）……僧たちよ、この仏国土には……（中略）……二種の食物があるであろう。二種とは……（中略）……教えを喜ぶ食物と瞑想を喜ぶ食物とである」

瞑想の重要性がものの見事に喝破《かっぱ》されている一節である。至福のひと時が、少なからずその響きの中には感じられる。即ち、一読して、瞑想の持つ意味の深遠な領域の入り口に到達できた喜びに浸ることができるのである。

正しく瞑想を行うことによって来《きた》るところの結果には、我々の霊的レベルを高めるための様々な方策が内包されているという証左を、古き経典である法華経にあたって検証してみたが、それが予想を遥かに超える重要度をもって展開されていることが分かった。

法華経の中に描かれていたのは、正に瞑想の世界であったのだ。

こうした事実から、正しい瞑想法の施行を説くために書き起こした本書の重要性に、改めて、謙虚に思いを寄せねばならないと自らに念じるのであった。

このように頻繁に行われていた瞑想ヨガであったが、それは特殊な僧職にある者の一種の秘儀的行為であった。私アイアンカーが、本書において、初めてアイアンカー家の伝統の一つである瞑想ヨガを詳《つまび》らかにする理由の一つがここにある。

私アイアンカーは、一般の生活者のものとして、瞑想ヨガを現代に蘇《よみがえ》らせる。

真言密教と瞑想

日本における真言宗の開祖である空海と瞑想について考察することからはじめ、現在行われている真言宗と瞑想について述べることとする。

真言（マントラ）と、同じ真言でも長句となる陀羅尼（ダーラニー）に対応して結ぶ様々の印の様式が、壮大な宇宙の中で描く密教曼陀羅の世界（南インドでは金剛界、北インドでは台蔵界）であるが、インドで八世紀には完成されていた。両界曼荼羅と称する二つの宇宙世界を描く金剛頂経と大日経の経典を日本に持ち帰ったのが空海であった。

空海は中国に紀元八〇四年（延暦二三年）に遣唐使船に乗り込んで渡り、八〇六年に帰還するまでの二年間滞在した。ヒンドゥーの秘儀を多く含んだ密教の真髄をインドのアモーガヴァジュラ師（因みに中国では不空三蔵と呼ばれ尊敬を集めていた。このインド僧の入滅に際して、当時の代宗皇帝はすべての公式行事を三日におよび取りやめ国を挙げて喪に服している）より伝授された恵果《けいか》和尚から密教の師阿闍梨《あじゃり》となるための伝法灌頂《でんぽうかんじょう》を受け、すべてを伝授されるという幸運を得ている。それは空海の持つ卓越した中国語の読解力と天才的な才覚、霊的なオーラ等々が、空海の師となる恵果和尚に初対面の折に霊感的に認められたからである。当初二〇年を予定されていた空海の在唐期間が大幅に短縮されたことからして、空海が成し遂げた成果は驚異的であった。

空海は真言密教の真髄を受けついだばかりでなく、インドの高僧プラジャニャーとムニシュリーからはインド語の原典的言語であるサンスクリット語と仏教から大きく逸脱した密教と融合したヒンドゥー教の教授も受けている。その他、書道、筆の製作技術、作詩法も習得しているのであるから、一般衆生には計り知れない英知の人であったことが窺《うかが》われる。

空海は、中国に渡る以前、山野における修行によってその才能と霊力を開花させる。

そして、空海の才能と霊力が一層研ぎ澄まされた最大の所以《ゆえん》は、度々没入し三昧に耽った瞑想修行にあった。

八世紀末の日本においては、朝廷が認める官僧以外の私度僧と呼ばれる医術、占術などを説教し俗世で生業《なりわい》を得るものが急増していた。空海が都の大学に在籍している頃に勅令により僧侶の数が制限され、厳しい方策がとられていた。これに飽き足らぬ僧侶たちが雑密という密教以前に、既に日本に伝わっていた宗派のグループに入り、真言を唱えて瞑想するという行《ぎょう》を実践していた。大学における学習に疑問を抱いていた空海は私度僧として、このグループに参加し、現在行われている密教ゆかりの瞑想法の前身ともいえる瞑想を中心とした山岳修行に身を投じるのであった。深い瞑想によって、空海は心の中に芽生えた疑惑や不安を取り除くことができたものと思われる。情緒不安定の身から徐々に我に返り、心身に安定した気持ちが宿り、一心不乱に修行に打ち込んでいったのである。

大学を飛び出して苦境の中に没入していった空海に、確信的に悟らせたのは、机上の勉学による知識のみで信仰の真髄に迫ることは不可能であるという実践的な帰結であった。

山野における瞑想によって得られた心の安寧こそが、深い悟りの境地に自分を導いてくれる根源であると認識したことが、のちに遣唐使船による長安への旅へと空海を駆り立てる最大の要因となったのである。

筆者アイアンカーは高野山の末寺目白山不動院より得度を受け、更に伝法灌頂《でんぽうかんじょう》を受け、インドではアチャーリアと呼ばれる阿闍梨である日本の真言宗僧でもある。密教における瞑想については、灌頂を受けているという背景から実践的な考察をしているということを言及しておきたい。

したがって特に真言宗における瞑想法については、その基本的意味、瞑想を行うための準備、瞑想の順序、瞑想のやり方について詳細に記してみたい。真言宗の瞑想については、このように行うべきというはっきりとした決まりごとは特別にないので、真言宗の中の各流派や、それを束ねている指導者である阿闍梨によってやり方は異なっている。ここで述べるのは、阿字観に基づいた一般的に共通な考え方と瞑想行為の方法について述べてみたい。

瞑想には大きく分けて阿字観と月輪観の二つのやり方がある。それぞれの瞑想においては、サンスクリット語の〝阿〟の字を前に置いたり、月をかたどった円を描いて壁にかけたりして行うという基本的な違いがある。

瞑想に似て非なるものに、禅宗における坐禅がある。坐禅は目の前に何も置かず、心を無にして行い、自分自身であるアートマンは常に覚錯している状態を保たねば警策《けいさく》によって意識が呼び覚まされることとなる。

密教における瞑想は、月や阿字と一体化することによって、ご本尊といただく神仏との一体化を目指し、神仏とアートマンがそれぞれ合体する境地を目指すものである。

月輪観は真言宗の基本的な瞑想法で阿字観を修する時も、前段階として月輪観から入る。月輪観とは、完全な満月を深く瞑想し、自分の心が清らかな満月と同等であると実感することによって達成が深まるのである。月をかたどった円を描いた掛け軸を前に座り、月に精神を集中してゆっくりと静かに鼻から呼吸する。満月が眼前に浮かび上がったならば、自分自身が月光に包まれていることを思い描き、月と同化するべく瞑想を深める。

次に阿字による瞑想について述べてみたい。阿字による瞑想は、一般的に広く真言宗の寺院において執り行われているので、その詳細を検証することとする。

古代インドのモヘンジョダロで発達した祭儀では、聖職者である司祭達が唱える声によって神々との交信が行われていた。このような古代ヒンドゥー教から発展した真言として、あるいは長い聖語である陀羅尼として、インドの各地で様々な祭儀を通して複雑化したものが、経典とともに中国に伝えられていた。日本人の天才僧と当時中国の唐で認められた弘法大師空海が、密教の本丸である青龍寺《しょうりゅうじ》において、西暦八〇五年の六月に巡り会った恵果和尚より金剛界と胎蔵界の両部の密教を伝授され、真言宗としてインドより伝わったすべての真髄が日本にもたらされたのであった。

誤解を恐れずに言えば、その意味において真言宗は限りなくヒンドゥー教の教義に密接しているものであると言って過言ではない。空海は青龍寺において、「如来の説法は六塵《ろくじん》その体なり」と述べている。六塵とは、眼・耳・鼻・舌・身の五感と、アートマンによる認識を指している。それは感覚と意識によって認識されるものすべてを指しており、「身《しん》・口《く》・意《い》」の三密と同義語である。

空海はいみじくも大日経の中で、因陀羅宗《いんだらしゅう》の如くと記されている。因陀羅宗は、当時のヒンドゥー教を指しており、弘法大師空海による、その根本教義の一つにおいてヒンドゥー教と真言宗が一体なものであるという指摘は、私アイアンカーの指摘と合致するものである。

言い換えれば、ヒンドゥー教においても、真言密教においても、「身・口・意」による同時表現が神仏への唯一の交信手段である。「身」とは真言に対応している印を結ぶことで、「口」とは真言を発声することであり、「意」とは意識を集中してアートマンで対象の神仏と一体化するように祈りを込めることである。その中の根幹をなす発声語がサンスクリット（梵語）の「ア」の発音であり、それをもって空海はサンスクリット語の阿字をして最も重要なる聖語の筆頭に上げられたのである。「アー」の他に、「オー」と「ウーン」が同様に単一音としても聖語である。

現在のアイアンカー家においては、真言と陀羅尼を「身・口・意」のもとに唱える時、必ず最初に聖語である「アーオー・ウーン」をバイブレーションさせて発声することによって開始することになっている。

阿字観瞑想を行うには、幾つか条件を整えねばならない。ここに述べることは、インド・ドラヴィタ人の聖職者の末裔であるアイアンカー家に伝わる瞑想法と非常によく類似している。そのことを念頭に置いて、やり方を考察してみた。

① 瞑想修行を志す人は、一般的に人の道に則した行為を「戒《かい》」として日常守らねばならない。

それは修行を進めるにあたっての規範であり、心を清め、心身を正しく作るために必要な基本的な行為である。

② 四畳半から一〇畳の、なるべく何も飾り付けされていない、天井のあまり低くない部屋が望ましい。部屋の照明は昼間の場合は、明る過ぎず暗過ぎず、障子越しの採光程度が良い。夜間の場合は、電気スタンド程度の灯を、瞑想者の背後に照明として置くのが望ましい。瞑想を重ねれば、あまり強くない光であれば、真上からの灯でも問題ない。

③ 阿字観本尊であるサンスクリット（梵語）の「ア」の字を、何もかかっていない壁の中央にかける。サンスクリットの「ア」の字は、比較的大きな書店で入手できる。

④ 瞑想者と壁にかけた阿字観本尊の距離は、二メートルほど空けるのが望ましい。阿字観本尊は、月輪の中に蓮華が描かれ、その上に「ア」の字が描かれている。蓮華の下部が、瞑想者の丹田辺りにくるように壁にかける。

⑤ 静かに右足から瞑想場に入り、阿字観本尊の前で合掌し（真言宗に詳しい方は「金剛合掌」する）、軽く頭を下げ三度礼拝する。礼拝には、チベット密教などでしばしば行われている、体を床に投げ出して行う「五体投地」が望ましい。この時、唱える真言「アーオー・ウーン・サラバ・タタギャータ・ハンナマンナ・ノウキャロミ」は、神々に感謝を込めて唱える真言で、暗誦できればなお一層良い効果がある。

⑥片足を上げて座る「半跏座《はんかざ》」が一般的だが、普通の正座でも構わないし、正座の苦手な人は椅子に座ってもよい。

〈注意〉ここでは真言宗の僧侶が行う正統な瞑想の方法ではなく、一般的に誰もが真言宗流に行える方法について述べている。

⑦通常は、様々な真言を唱えながら徐々に意識を集中させていくのであるが、それらを諳誦するのは大変であるので、ここでは真言宗の根本御本尊である大日如来の真言「ノーマクサマンダ・ボダナン・アビラウンケン」の内、「アビラウンケン」だけを心の中で静かにゆっくりと何回も唱える。

⑧右手の甲を左手の掌の上に乗せて、両手の親指の先を軽く合わせて輪を作る（アイアンカー家の瞑想法では、両手の親指の先を合わせないで、両親指の先が触れないように平たく掌を重ねる。指先から気が回り、意識の集中の妨げになるからである。真言宗の瞑想法においても、このようにすることは許されている）。

⑨肩の力を抜き、身体の中の気を放出するつもりで、ゆっくり息を鼻から吸い、ゆっくり口から吐く（アイアンカー家の場合は鼻から吸い、鼻から吐く）。普段の呼吸は、プラーナである自律神経の働きで行われている。その動きをアートマンによってコントロールし調整することによって、体中の自律神経が調律され、深い一定のリズムの呼吸を繰り返す内、自律神

経も休まり、落ち着いてくるのである。

⑩このようなゆっくりとした呼吸法で、口から息を静かに吐き出す時は、意識下で吐き出された息がまっすぐ前に伸びていく様を想像し、最後に吐き出された息が大気の中に融合していくのをゆったりと心の中に思い描く。この呼吸法を繰り返す時に、決して力を加えたりするような不自然な行動をしてはならない。それが難しい場合には、腹式呼吸によって瞑想三昧に入ることもよいとされている。

⑪真言宗の瞑想法では、「⑴眠ってはいけない。⑵雑念があってはいけない。⑶正しく座らねばならない」という三つのファクターが重要視されているが、これらのうち⑴と⑶については、アイアンカー家の瞑想では非常に大らかに解釈されている（これは瞑想行為が宗教的色彩を薄めて行われているからであると考えることができる）。目を半眼にして、阿字観本尊を眺めるように見る。目を半眼にするのは、目を見開けば雑念が入り込むし、目を閉じれば眠気を催すからである。

⑫瞑想の時間は、人それぞれその時の状態によるが、普通五分から一五分位の間行う。雑念が湧いて来たら、息を吐く時に小さな声で力まずに、「アー」と声を出す。雑念が退散するまで「アー」と声を出し続け、その音量を次第に小さくし、最後は声に出さず、心の中で唱えるようにする。これを、普段の生活においても、習慣にしておくとより一層心の平安が得ら

れる。

以上、真言宗における瞑想方法の概略を述べてみた。

阿字観瞑想法の目指すところは、自分でも気づいていない自己の本質を顕すことである。慣れてきたら、眼前に阿字をしっかり想像して、雑念を追い払うことさえできれば、瞑想場を設定することなく、どのような環境においても瞑想を行うことができるのである。

第Ⅳ章　８つのチャクラと瞑想

チャクラの発振

チャクラとは何か

この章では、瞑想と生命エネルギーのメカニズムを知る上で、最も重要なアートマンとチャクラについて詳述する。

霊魂であるアートマンと肉体が正常に働いているならば、身体はエネルギーに満ち溢れ、脳は更に活性化される。エネルギースポットであるチャクラに、瞑想により発生する、大切な栄養源の一つであるシータ波が吹き込まれる。それとは逆にアートマンと肉体に不測の事態が起これば、チャクラの車輪は縮小する。その結果、アートマンの疲弊《ひへい》は進み、それがひいては様々な病気の原因となる。病気になる以前に、直観力の衰えをもたらしたり、正しい判断の基準を狂わせたりする原因ともなるのである。

瞑想時には、チャクラは吸入口を大きく広げる。エーテルの中を進む光波であるシータ波をその短い波長に合わせてゆっくりと吸収する（エーテルについては、物理学上様々な議論があるが、古い論理が真であるとする）。その吸収したエネルギーをチャクラの車輪が螺旋《らせん》のように回転する力で発散させる。それは体内の細胞に拡散し、浸透する。チャクラが開いて正常に働くためには、肉体が先ず健康であらねばならないし、アートマンが疲弊する状況を避けなければならない。

吸収器官であるチャクラは、回転する車輪である（「チャクラ」とは、サンスクリット語で、「光の輪・車輪」の意）。性器部、尾骶骨《びていこつ》部から、脳を覆《おお》っている軟膜とクモ膜の間の僅かな隙間であるクモ膜下腔《まくかくう》は、脳髄液で満たされている。アートマンは、頭頂部分のチャクラの中の脳髄液、その更に中に存在している。

性器部および尾骶骨部に存在する第1と第2のチャクラと、頭頂部に存在する第8のチャクラ（クラウン・チャクラ）は、クンダリーニ・エネルギーの通る管であるナーディによって結ばれている。第1のチャクラを出発点としてクンダリーニが上昇し、究極に到達を目指す終着点がクラウン・チャクラである。4〜7ヘルツのシータ波の脳波は、クラウン・チャクラの中に棲息するアートマンに、そのクラウン・チャクラを通してアートマンを慰撫《いぶ》することができる最大の栄養素として伝達される。

呼吸により生成される生命力であるプラーナは光波により伝搬される。その結果、瞑想により増波されたシータ波によってプラーナのレベルは向上する。

チャクラは、背骨に沿って第8のチャクラ（クラウン・チャクラ）まで存在しているメインチャクラ（往路）と、クンダリーニの下降を与っているサブチャクラ（復路）が対となって存在する。身体の前面で交感神経と関与している管であるナーディによって連結されている8つのメインチャクラは、皮膚上を下降する神経ベルト上に存在している。一方、サブチャクラは、メインチャクラに対し、身体の前面、背骨のラインに直角に対応する位置に存在している。

立ち上るエネルギーであるクンダリーニは、身体の備えている副交感神経と共鳴し合って、第8のチャクラへと向かう。第8のチャクラに到達したクンダリーニは、アートマンに消費される。クンダリーニの残余は、メインチャクラと遭遇させることなく、サブチャクラを通して、究極の終着点である第1のチャクラに下降させねばならない。

瞑想に入ろうとする際には、可能な限りゆっくりと息を吸いながら、アートマンの意識を、第1のチャクラ（性器部）から両股の間をくぐらせ、第2のチャクラ（尾骶骨部）に通過させ、脊髄に沿ってメインチャクラを上らせる。脳髄液の中にある第8のチャクラに到達した意識は、ゆっくりと回転するチャクラに吸い込まれる（吸気《きゅうき》〈吸う〉の終了）。同時に、その意識をゆっくりと身体前面のサブチャクラに沿って第1のチャクラへ到達させる（呼気《こき》〈吐く〉の終了）。これで一呼吸が終了する。

この呼吸を続けて瞑想に入れば、連続する呼吸による意識の循環は、無意識下で継続する瞑想の中でゆったりとしたリズムに乗り、瞑想の深遠に向かうにつれ、徐々に消滅する。

8つのチャクラとその機能

8つのチャクラとその機能について詳述する。なお、通常、チャクラ数を7つとするのが一般的であるが、我がアイアンカー家では、第5のチャクラを、ヴィシュッダ・チャクラ(Vishuddha Chakra)とチブーカム・チャクラ（Chibukam Chakra）に分け、総数8とする。これは、チャクラ数を7つとする場合のヴィシュッダ・チャクラの機能だけでは不十分であるからである。但しクンダリーニの上昇を図る秘儀を行う時は、両チャクラは合体させて行う。

第1から第6までのチャクラは、主として肉体の機能を向上させる役割を担っているが、第7のチャクラは精神とそれに付随する感覚に影響を与え、第8のチャクラは、アートマンと宇宙意識との連関を可能にする。

8つのチャクラ

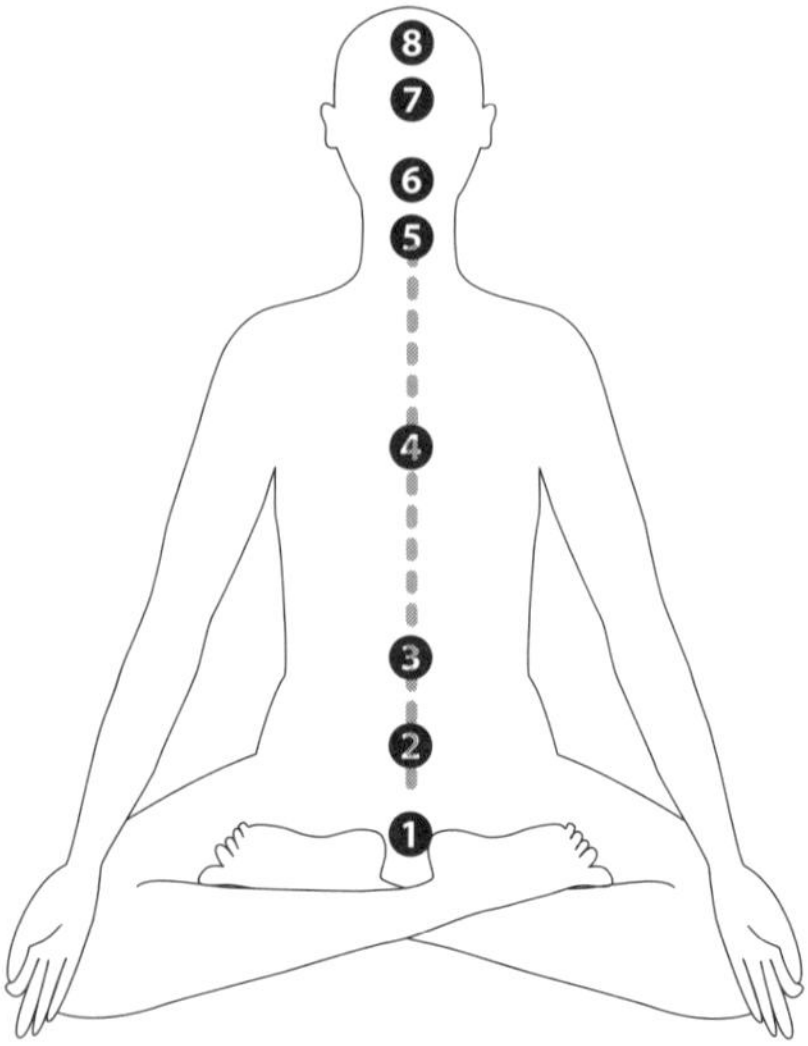

❽ サハスラーラ・チャクラ
Sahasrara Chakra

❼ アジーナ・チャクラ
Ajna Chakra

❻ チブーカム・チャクラ
Chibukam Chakra

❺ ヴィシュッダ・チャクラ
Vishuddha Chakra

❹ アナハタ・チャクラ
Anahata Chakra

❸ マニプーラ・チャクラ
Manipura Chakra

❷ スワディスターナ・チャクラ
Swadhisthana Chakra

❶ ムーラダーラ・チャクラ
Muladhara Chakra

❽ 頭頂部

❼ 眉間の少し上の額部（第３の目）から
後頭部にかけての一帯

❻ 下顎と舌部と歯部の延長上の頚骨上部

❺ 咽喉上部で甲状腺の真横の位置から
首の後ろの頚骨上

❹ 両乳首の中間部
心臓から水平移動した背骨上

❸ 臍及び腹部の反対位置の背骨上

❷ 尾骶骨部及び陰部

❶ 性器部

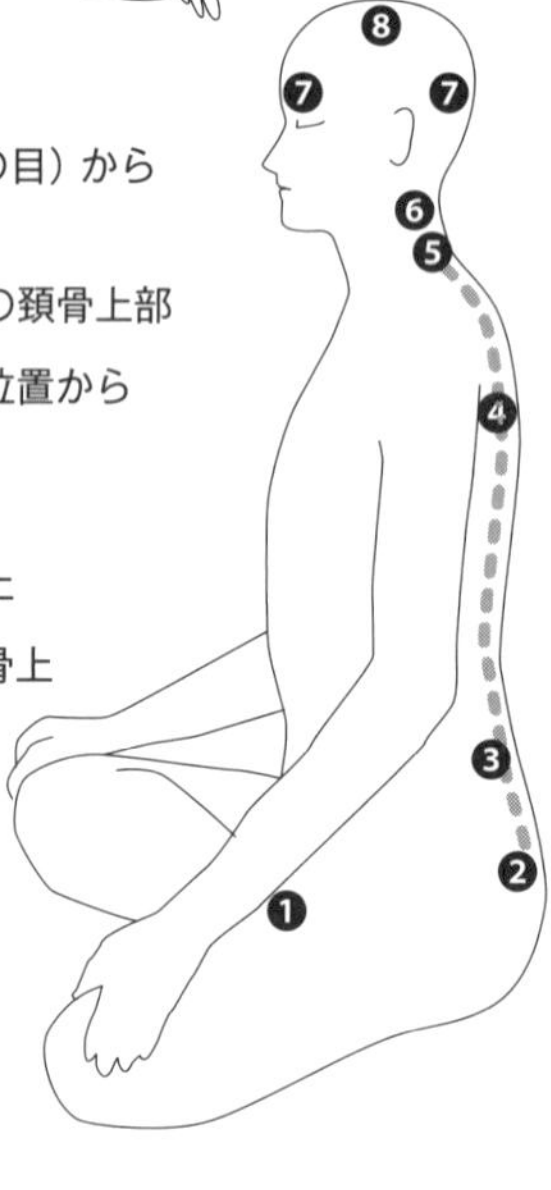

❽ 金

❼ 紫

❻ 藍

❺ 青

❹ 緑

❸ 黄

❷ 橙

❶ 赤

なお、各チャクラには、それぞれ対応する色のイメージがある。

❶第1のチャクラ――赤　❷第2のチャクラ――橙
❸第3のチャクラ――黄　❹第4のチャクラ――緑
❺第5のチャクラ――青　❻第6のチャクラ――藍
❼第7のチャクラ――紫　❽第8のチャクラ――金

内臓器の更なる活性化も念頭に入れて、後章で瞑想に入る前の導入部として、チャクラ全体の発振力をさらに強めるための秘儀（「瞑想へのプレリュード」）を紹介している。各チャクラにエネルギーであるクンダリーニが上昇したときに、このイメージを心霊に描くと、よりいっそう効果的である。

❶▼第1のチャクラ◎ムーラダーラ・チャクラ（Muladhara Chakra）▲
〈性器部〉

ベース・チャクラとも呼ばれる。性を中心としたエネルギーの貯蔵庫。静の性エネルギーであるシャクティを、主として動のエネルギーであるクンダリーニによって、背骨の上位置にあるチャクラに徐々に上昇させるとともに、チャクラの発振によってくまなく体内に行き渡らせる。生殖器と副腎《ふくじん》の分泌腺が司《つかさど》る官能をもたらす性力により増幅される、創造性、ポジティブな生命力とそれと対をなす忍耐力のチャクラ。

❷▼第2のチャクラ◎スワディスターナ・チャクラ（Swadhisthana Chakra）▲
〈尾骶骨部及び陰部〉

エネルギーの貯蔵庫。バイブレートして第1のチャクラと常に連関し、副腎の分泌腺、体の排泄機能をコントロールするため、第2のチャクラがブロックされると下腹部に障害が生じる。内臓機能、繁殖能力、神経及び内分泌線などの維持を司る根源的なチャクラ。

❸▼第3のチャクラ◎マニプーラ・チャクラ（Manipura Chakra）▲
〈臍及び腹部の反対位置の背骨上〉

自律神経系に働きかけ、消化器官に栄養を行き渡らせる。ブロックされると代謝器官の機能低下を引き起こすために、不快感に悩まされる。大腸、小腸、肝臓、腎臓、膵臓、胃のバランスを守り、各臓器の能力の向上を促すチャクラ。

❹▼第4のチャクラ ◎ アナハタ・チャクラ（Anahata Chakra）▲

〈両乳首の中間部、心臓から水平移動した背骨上〉

ハート・チャクラとも呼ばれる。肉体のチャクラと霊魂のチャクラを結びつけ、至高の愛の感覚を養い、現実に活かす働きをする。アートマンの喜怒哀楽に大きく影響され、かつ影響もする。機能障害を起こすと無感情や無気力が支配することになる。第1から第6までのチャクラの中で、心臓と肺臓に対し、より中心的役割を果たし、感情と感性に大きく関わるチャクラ。

❺▼第5のチャクラ ◎ ヴィシュッダ・チャクラ（Vishuddha Chakra）▲

〈咽喉上部で甲状腺の真横の位置から首の後ろの頚骨上〉

スロート・チャクラとも呼ばれる。甲状腺を通じて、新陳代謝に関する役割を担い、感情表現にも影響する。機能不良になると、自信喪失、自己嫌悪《けんお》に陥り、社会的順応性に影響が出る。声帯、気管支を主とした上部呼吸器系を管理し、情報の伝搬や自己表現を司るチャクラ。

❻▼第6のチャクラ ◎ チブーカム・チャクラ（Chibukam Chakra）▲

〈下顎と舌部と歯部の延長上の頚骨上部〉

チン・チャクラとも呼ばれる。食物を咀嚼・嚥下《えんげ》する。絶え間なく供給される唾液、舌の筋肉運動、そして上下の歯の動きで味覚を感知し、食欲を増進しながら栄養補給の役割をも担う。どの部分が機能障害を起こしても、直ぐに食物の摂取に影響が出てしまい、ひいては体力の維持も困難になる。主として舌下の唾液腺と咀嚼力を以て、食物エネルギーの吸収を司り、身体的活力の根源をなすチャクラ。

❼▼第7のチャクラ◎アジーナ・チャクラ（Ajna Chakra）▲
〈眉間《みけん》の少し上の額部（第3の目）から後頭部にかけての一帯〉

秘儀「瞑想へのプレリュード」において、神々に感謝を捧げる時に、意識を集中させる「第3の目」とも呼ばれる、透視力、直観力を養う場所（秘儀「瞑想へのプレリュード」では、クンダリーニ・エネルギーや大意識を第8のチャクラへ上げる時、額部ではなく、額部から水平移動した後頭部を通す。決して間違ってはならない）。目を瞑《つぶ》って黙想した時に認識できなければ、独善的な合理主義者になり、偏狭《へんきょう》な道を歩むことになる。目、耳、鼻、小脳、大脳の機能を調節し、潜在意識を喚起し、直観力や霊界との交信力を養い、鋭敏な感覚と知性を成熟させる、この第3の目を通してアートマンの思考力を高める、心と思考に関するチャクラ。

❽▼第8のチャクラ ◎ サハスラーラ・チャクラ（Sahasrara Chakra）▲

〈**頭頂部**（**脳髄液の中**）〉

クラウン・チャクラとも呼ばれる。

アートマンが、肉体が生ある限り常駐し、ここから宇宙的な意識である宇宙のエネルギーを受け取る。すべての事象を、総合的ホリスティックな見地から検証・考察することができる。クラウン・チャクラのレベルは、瞑想、日々の神々への感謝の祈り、そして霊界との交信を行うことで高揚する。その結果、成長と性成熟に影響を与える松果腺を活性化することが一定の年齢まで可能となる。流れ込むエネルギー量が減少し、アートマンが閉塞されるような状態が出現すると、遮蔽《しゃへい》が起こり、頭痛や偏頭痛を招くことになる。アートマンが常住し、成長と性成熟に関与する松果腺《しょうかせん》に良き影響が出て、「第3の目」であるアジーナ・チャクラも大いに開眼するレベルに達したなら、大宇宙の意識である大日如来をはじめ、シバ神、ヴィシュヌ神、不動明王、ドルガ女神の入我我入《にゅうががにゅう》の境地に達し、即身成仏《そくしんじょうぶつ》を果たすことも可能となる。第1のチャクラより上昇したクンダリーニがクラウン・チャクラに達することで、高次の知恵を発揮し、即身成仏を経て梵我《ぼんが》一如《いちにょ》の境地に到達できる、最も重要なチャクラ。

クンダリーニと二つのベクトル

クンダリーニがクラウン・チャクラに向かう動きには、二つのベクトルがある。一つは、瞬間的な一呼吸の中で起きる、意識によるクンダリーニのメインチャクラとサブチャクラの吸呼気による循環。そしてもう一つは、長期的な大目標を目指すクンダリーニのその目標としたチャクラへの定住を目指す動きである。

前者は、日々、本書の秘儀「瞑想へのプレリュード」を実践することで、徐々によい結果がもたらされるであろう。日々の生活が精進に裏打ちされているならば保証することができる。

しかし、後者についてはそれほど容易ではない。そこには、現象人間界における長い人生の全期間を使って、チャクラのレベルを第1、第2のクンダリーニの貯蔵庫であるチャクラから第8のチャクラの位置まで高め、カルマの向上と仏性の純化を究極の位置まで高めるという、大きな目標があることを指摘せねばならない。

日々の瞑想による吸呼気の循環を通してアートマンは鍛錬され磨かれる。その過程を多く踏むことを含めて、瞑想することは、究極の生涯の目標であるクンダリーニのレベルの向上に大きく寄与する一方策であるのは言うまでもない。

言い換えれば、宇宙よりの根源的な力、エネルギーであるクンダリーニは、アートマンの修養度合いによって、尾骶骨部より順に上部を目指して、人間の一生が終わるまで上昇を続けるが、衆生においては、第三段階のマニプーラ・チャクラまで上昇できたクンダリーニを認識できたアートマンは、既に非常に高次なレベルに達したと言える。そして、もしそれ以上のレベルに到達することは至難の業であると認識せざるを得なかったとしても、それはまた一つの真実を自分のアートマンに刻み込んだことになり、レベルが向上したのだ。

大宇宙のエネルギーであるクンダリーニが、アートマンの棲息するクラウン・チャクラに達すれば、永遠の梵我一如の麗《うるわ》しき境地に到達したこととなり、アートマンは解脱して、天上界に留まり、転生輪廻は終結する。しかしながら、そのようなアートマンは、ゴータマ・シダルタ釈尊や、イエス・キリスト様のようなごく稀有《けう》な存在であると知らねばならない。

プラーナの力

プラーナとは何か

肉体を管理するアートマンと、エネルギーを発振させているチャクラは、もう一つの全生命エネルギーであるプラーナの力に大きく関わっている。よって、瞑想ヨガを頻繁に行うことは、当然のことながら、プラーナの力にも大いなる恩恵を与える。

この章では、如何なる原子顕微鏡でも観察することができない、不思議なプラーナの力について、科学的な最先端の知識をもとに詳細なる考察を加える。

一個の人間は、三大主要要素の存在によって、その肉体が運用され、休むことなく作動している。第一の存在は、膨大な細胞によって成り立っている肉体そのものである。第二の存在は、その肉体に棲息すべく天上界より注入されて、肉体の大司令塔とも言うべき霊魂と仏性とカルマによって成り立っているアートマンである。第三の存在は、アートマンとは別次元で、肉体そのものに付随して存在し、無意識下で肉体を制御している全生命エネルギーの総称、プラーナと呼ばれるエネルギー運搬の力である。

要約すると、一個の人間は、意識下で指令を発するアートマンと、無意識下で肉体を運営するプラーナと、物理的細胞の集合体である肉体の三要素から成り立っている。

現代科学は、肉体については、その先端の研究が数多く成果を上げ、秘密のベールをかなり深遠なる領域まで剥がすことに成功している。その肉体を構成している最小単位が細胞である。人間の細胞の数は諸説あり、未だ兆単位で確定はしていないが、約六〇兆〜一〇〇兆個と言われている。そのうちの相当数が毎日死滅し、かつ補《おぎな》われて、生命が維持されている。このような事実は、既にかなりの年月を費やして解明されている。

細胞が最小単位だと述べたが、厳密に言えば、すべての細胞は、細胞膜、染色体、リボソーム、原形質という共通の構成要素を持っている。これは更に細分化され、一例をとると、リボソームは五〇種類以上の蛋白質と少なくとも三種類のRNA分子から構成されている。約一個、一〇ミクロン（一ミクロンは、一〇〇〇分の一ミリ）の細胞は、更に細かく分類することができる。また、内部構造から言っても、原核細胞と真核細胞に分けられ、各構造下でも更に細かく分類されるので、それよりまだ細かい単位があるが、ここでは細胞が肉体の最小単位として考察し、全細胞組織の中で働いているエネルギーであるプラーナの力の根源と、それが影響を及ぼしている全細胞との関連について検証する。

人間の肉体は、細胞の死滅から組成への循環によって成り立っている。それは予めプログラムされていて、肉体の生から死へのプロセスの中で繰り返し起こっていると考えることができる。

この生死の挟間《はさま》で活動しているエネルギーがプラーナの一部であり、再生された細胞を働かせているのもプラーナのエネルギーである。この点に関しては最先端科学も未だ解明できていない。

死滅に向かう細胞は、アポトーシスによって死滅し、取り除かれ、新しい細胞に生まれ変わるという、現代科学では不思議であるとのみ言及されている遺伝子が細胞には組み込まれている。

因みにアポトーシスとは、「離れて下降する」という意味のギリシャ語で、紅葉期に枯葉が落ちる様《さま》を、細胞の死滅に重ね合わせた表現である。このアポトーシスは、ガスパーゼとDNアーゼという二種類の酵素から成り立っているということが、近年解明されてきた。

細胞の死滅の仕組みを簡単に述べる。ガスパーゼが細胞を切断し始める。DNアーゼが細胞に入り、遺伝子であるDNAを細かく切断し、それをアポトーシス小体に閉じ込め、それがマクロファージ（マクロファージは白血球の一つで、免疫システムの一部を担うアメーバ状の細胞）に食べられて細胞が死滅する。毎日三〇〇〇億個の細胞が死滅し、同時に新細胞が組成されている。

話は少し逸れるが、がん細胞は増殖を開始すると、止まることなく拡大し続け、正常細胞を侵食し、ひいては肉体を壊滅させる。このことは周知の事実である。それはアポトーシスが抑え込まれ、他細胞と同様、がん細胞を死滅させることが出来なくなっているためである。その理由は、IATと呼ばれる蛋白質が充満し、ガスパーゼの働きを阻害しているからである。

がん細胞との闘いにおいて、このガスパーゼを、アポトーシスが多く含まれる化学物質デス・レセプターを作ることによって活性化させれば、その結果がん細胞を消滅に追い込むことができる。マウスのレベルでは既に成功を収めており、間もなくガンとの闘いにおいて、新展開を見るかもしれない。

アイアンカー家の寿命

人間の寿命というのは、細胞分裂が行われるトータルの回数によって決定されるということが分かってきた。人間の細胞は六〇回、生と死を繰り返す。因みに、マウスは一回であり、ガラパゴス島のゾウガメは一二五回である。

このような生死を繰り返す細胞についても、大きく二つに分類できる。受精卵が分裂する時、大きく非再生系と再生系の二つの組織に分かれるのである。非再生系は、耐用時間に上限がなく、寿命プログラムに一回のみとして組み込まれており、神経系統を構成する神経細胞や心臓を形成する心筋細胞がそれである。再生系は、その他の大部分の細胞である。

アートマンとプラーナの相関に話を戻す。アートマンがコントロールを直接できるのは、この非再生系と再生系の一部にまたがる細胞組織であり、それは全細胞の生成、死滅、維持、運営に全面的に関与しているプラーナの力という観点から思考すると、より先端科学との相関に想いを馳せることができる。

人間の場合の六〇回という細胞分裂の回数は、DNAの末端にあるテロメアという特殊構造がその回数を決めている。蘇生周期は、皮膚が二八日、酸素を運ぶ赤血球は三ヵ月、肝臓は一年であることが解っている。人間の寿命を伸ばす鍵が、正に蘇生に上限があるという事実の中に隠されているのである。

しかし、ストレスによってDNAが傷ついたり、酸素の運搬量が不十分な赤血球の寿命が短くなったり、種々の病気が原因となって細胞の劣化を早めるため、人間が最長寿命一二〇才と言われてから久しく、それを全うできずに肉体が死滅するのが一般的である。

アイアンカー家の家系を見るに、一三〇歳という長寿を全うした者が数多く存在しているという事実がある。それは取りも直さず、呼吸法であるプラナーヤム・ヨガによる肉体の機能促進と、瞑想法である瞑想ヨガ（メディテーション・ヨガ）による心霊への休養を中心とした日々の精進の積み重ねと、神々と共に生活し、それぞれのご本尊に対する深い帰依により日々を過ごす生活習慣にその要因があることは言うを待たない。

ただし、インド人は、前世と今生きている今生現象界は一本の線で繋がっていると普遍的に確信しているため、人間として生まれた誕生日を特別に繰り返し祝福する習慣がなく、出生日を厳格に政府機関に届け出る習慣もない。そのことをギネスブック編纂者は熟知しており、そのためアイアンカー家の者が世界記録に近づいたり、保持したり、破ったりしているのは認知されていないのである。

プラーナの深遠なる領域

人間の肉体は、まことに微小な細胞が生まれ、そして死ぬという繰り返されるパターンの中で生かされ、それは正に肉体そのものが小宇宙を形成していると言うことができるくらい、我々の存在している地球の遙か四〇〇億光年以上彼方で膨張し続ける大宇宙と類似した存在であると言うことができる。

我々の肉体の中に存在している天上界より送られてきたアートマンは、天上界が存在する大宇宙における霊的な磁場をしっかりと心霊に捉え、交流をすることを可能ならしめる。そのために、神霊と一体になることは、我々のアートマンが小宇宙として大宇宙に包まれることであり、それと同時にアートマンである小宇宙の中に大宇宙そのものが含まれるということに他ならないのである。

近代文明の根幹となるモヘンジョダロ共和国が存在していた時代においては、現代人と異なり、多くの人々が日常生活の中で神霊と共に生活し、生存するという梵我一如の人生を全うし、存続し続けたということに思いが至るのである。

アートマンは、明快なる自分の意思をプラーナの思考回路を使って肉体に伝達する。様々な思考の源となったり、行動の発火点となったりする、その存在は明瞭にそれを意識せんと欲する者には認知、あるいは知覚されている。その意味においては理解が容易であるということができる。

一方、プラーナは、全生命エネルギーとして無意識下で作動している。プラーナなくしては、肉体は存在し得ないのである。プラーナは両親より引き継がれたDNAの中に組み込まれている重要なる一個の生命体構成の要素である。中国の鍼灸《はりきゅう》のツボや、古代インドのアーユルヴェーダ医学により解明されているチャクラであるエネルギーのツボ同様、近代西洋医学によっては、どのような詳細なる病理解剖を行っても発見することができない、全肉体のあらゆる組織の中の最末端の電子顕微鏡的細胞の最先端まですべての動きを司り、運用し、作動させている超微細な存在である。

一般的にかなり理解の進んでいる「気」という概念も、当然このプラーナのエネルギーの一環として組み込まれている。ただし、気は、人間が感知しうる肉体が放電しているものであるが、プラーナはそれを抱合した全肉体そのもの、つまりすべてであると言うことができる。近代医学では様々な神経系統、特に自律神経の働きとして解明できていると位置づけている。しかし、プラーナの存在の神秘的な証左は、そのような解析を遙かに越えた深遠なる領域に到達している。

人間の英知の及ばぬ領域の力であると認めざるを得ない、それははっきりとした現象なのである。人間は呼吸をすることによって酸素を取り入れ、肺よりそれを血管に浸潤《しんじゅん》させる。新鮮なる血液は心臓のポンプによって全肉体を駆け巡る。この一つの動作をとってみても、無意識下において、様々な肉体の細部における行動と反応とその循環が、全組織のそれぞれの分野における働きを滞りなく遂行させる。そのために毎日二四時間、たとえ一秒でも動きを止めることなく脈々としてプラーナは息づき存在しているのである。

人間は、アートマンの命令によって一時的に呼吸を停止し酸素の供給を絶つことはできても、それを五分以上も継続させるのは困難である。たとえ呼吸を停止しても、人体を駆け巡る血液の流れは絶対に停止することはない。アートマンの指令による行動は、肉体の中で個別に発生させることは可能ではある。しかし、肉体を支えている縁の下の力持ちであるプラーナは、殆どの場合、アートマンの指令より独立しており、抑制することは不可能である。プラーナは、両親より引き継がれたDNAの中に組み込まれているので、アートマンの側に立つ要素ではなく、肉体の側に所属していると言える。

アートマンが瞬《まばた》きを止めて一点を見つめよという指示を出したとする（通常、瞬きは一分間に数十回、両目、同時に起きる）。このこと自体は、アートマンがプラーナの力に背いて、両目に対して反乱を起こすように命じたことになる。はたしてこの命令に対して肉体は何分間耐えることができるであろうか。その限度が到来すると、またいつの間にかプラーナの力の支配する通常の瞬きの世界へと両目は戻っていくことになる。そして睡眠の時が訪れるまで、瞬きは継続して起こるのである。

食物の消化吸収についても同じことが言える。先ず最初に口の中に唾液が分泌される。胃からはペプシンや塩酸が、十二指腸からはアミラーゼ、トリプシン、リパーゼ、胆汁酸などの消化液の分泌を指令するガストリン、ヒスタミンやアセチルコリン等の物質が分泌される。その時をきっちり知っていたかの如くに、必要な量をタイミングよく分泌させる。アートマンといえども、その内容を変えることはできない。一切指示されることなく、無意識下において、プラーナである生命のエネルギーが常に働き続けているのである。プラーナの力によって、人間の肉体はアートマンの意思とは全く関係なく、正しい方向へと動かされているのである。

眠りに就いたり、目覚めたり、食物を飲み込むというような表面的な動きに関しても、すべてはプラーナの働きによって、特別な意識を働かせずとも自然とそれが執り行なわれている。つまり肉体の全器官の全機能を滞《とどこお》りなく働かせているのがプラーナである。プラーナがその働きを停止した時、すべての器官の機能は停止され、繰り返されてきた呼吸も止まり、心臓の筋肉も動きを止め、肉体は死に至るのである。

肉体維持の原動力となっているプラーナも、肉体の司令塔であるアートマンと同様に、休息休養が必要なのは当然である。プラーナに異常を来たしたり、あるいは異分子の混入によって異常事態が発生した時に、肉体は不快感や痛みを以て、プラーナの救済をアートマンを通して呼びかける。プラーナの直接的な休息休養は、睡眠を取ったり、肉体を休息させたり、アートマンがゆったりと漂うことによって得ることができる。そして、アートマンの場合と同じく、プラーナにとっても瞑想が最大の休養法であることは言うを待たない。

性の力の総称シャクティ

プラーナの全ネットワークの中で、特に顕著に営まれているのがシャクティと呼ばれる性の力である。シャクティとはすべての性の力の総称である。人類生存のために必要になる性行動の根源をなし、大生命エネルギーであるプラーナの一端を担う重要なエネルギーである。

シャクティは様々な感情の一部である喜怒哀楽、人間の根幹的な性格、男女の差異が発生するのもすべてプラーナの中の力の一分野であるシャクティによる。シャクティの性エネルギーは、その力によって打ち立てられた考え方やバイタリティーにも影響を与えている。その意味においては、シャクティの性の力は、アートマンにも影響を与え、ひいては宇宙の根源である天上界における大日如来やシバ神の化身である神々との交流においても、大きな力の根源を形作っていると言える。

シャクティの持つトータルのエネルギーが普遍的に存在しているのが、第1及び第2のチャクラである。それは、普段の状態においては、動的エネルギーとして変換されたクンダリーニとして停滞している。この動的シャクティであるクンダリーニを、チャクラに沿って、第8のチャクラに高揚させることが可能となれば、アートマンの棲むクラウン・チャクラにおいて発生するエネルギーは、くまなく肉体である全身に行き渡るのである。

シャクティを更に活性化させるために、直接アートマンから働きかけ、その結果を、チャクラによる発振によって全身に伝搬する方法、即ち「瞑想へのプレリュード」については、第Ⅶ章で詳述する。

第V章　脳の働きと瞑想

右脳の働き

右脳の特徴

右脳には、はっきり左脳より優れている特徴が幾つかある。瞑想と密接にリンクしているので、この章ではその特徴の重要性を詳述する。

第一に、右脳には大容量の記憶装置があり、それを超高速で処理できるという特徴がある。

左脳は、見る、聞く、触れる、味わうといった人間の持っている五感の情報を言語に置き換えて感知しているため、処理に時間がかかる。一方、右脳は情報をイメージ化して処理できる。ここで言うイメージの表現手段は、主として図形と絵によるという意味で、情報を図形や絵に置き換えて処理ができる右脳は、膨大な情報を一度に処理することが可能である。

右脳は、広い面に散らばった情報を瞬間的、かつ同時に記憶処理できるが、左脳は対象をじっくり見つめてからでないと処理できない。例えば、歌舞伎座の大きな緞帳《どんちょう》のように様々な色で描かれている、色とりどりの花鳥の図形について考えてみる。右脳が高度に発達している人の場合は、緞帳全体の色分けや、一つ一つの絵柄を瞬時に記憶することができる。一方、左脳に頼り切っている人の場合は、緞帳のごく一部を不確かな記憶としてしか憶えていることができない。

また、左脳が記憶の取り出しにかなりの時間を要するのに対し、右脳はそれが瞬時に可能である。右脳と左脳の情報処理能力の大いなる違いは、記憶力、想像力、創造力、そして解析洞察力の大いなる差となって顕れる。右脳を使える人は頭脳明晰《めいせき》、左脳に頼って生活している人は鈍重な人物という印象を与える所以である。

その記憶容量において数千倍の違いがあるので、右脳には大量の情報を蓄積することができるが、左脳はごく少ない情報しか蓄積できない。更に、左脳は新しい情報がインプットされると古い情報は押し出されることとなる。その結果、古い記憶は消却され、再び想念の中に呼び戻すことができない。

右脳の根幹である右半分の間脳には大きな能力があり、潜在意識はここでコントロールされている。間脳は右脳と左脳の中間にあり、この両方の脳を統合している。実際に右脳を制御し、運用しているのは間脳である。つまり右脳とは、右半分にある間脳とほとんど同義語なのである。この間脳こそ、人間のすべてをコントロールしている脳の中枢器官である。間脳は自律神経及びホルモン分泌を支配している。間脳の上部後方に松果体、また下部には脳下垂体があり、ホルモンの分泌は間脳によってコントロールされている右脳の働きにかかっているのである。

第二に、右脳には芸術的発想機能があるという特徴がある。

右脳は優れた想像力、創造力、解析洞察力を瞬時に、しかも自由奔放に操り、独創性溢れる発想ができる。一方、左脳においては瞬時の解析洞察力や直観力が作動することはめったにない。

ハイテク技術が巨大スケールで用いられている分野の端的な例は、宇宙物理学を基幹とした宇宙産業である。それは無限の宇宙空間に向けて未曽有《みぞう》の広がりを見せている。一方、その正反対軸にある、ハイテク技術がミリミクロンの極小スケールで用いられている分野の端的な例は、ナノテクノロジーが目指す繊細な技術分野の開発である。そして、この両極端のハイテク産業の挟間に存在するのが、環境保全技術、代替エネルギー開発技術、遺伝子操作を含むバイオテクノロジー技術であり、これらは二大両極端技術と複雑にからみ合う相関関係にあるという複合性を、新時代を迎えている我々人類は認識せねばならない。

これら五分野が、日進月歩、同時進行的に開発発展している現今の新技術革新時代においては、左脳で涙ぐましい努力をして知識を記憶装置に憶えさせるより、様々な機能を司る右脳を大きく開花させたほうが、遙かに効率がよいと言える。想像力、創造力、解析洞察力のレベルを引き上げ、効率よくそれぞれの能力を用いて、問題解決に向けて対処することが、現在という時が要請している方向性である。

第三の特徴は、右脳には自動演算を超高速でできる計算力が内在されているという点である。右脳が高度に活用されている幼児期においては、複雑な理数的な演算や、長文の叙情的な詩歌を、まるでそれが本能であるかの如くに、右脳の記憶装置に記憶させることができる。その証左をインドの古い文献より知ることができる。

世界最古の宗教であり、多くの信者を持つヒンドゥー教の根本聖典は、今から約三二〇〇年前に生まれた聖典リグヴェーダである。それは神々より発せられた詩歌であるので、バラモンの世代を通して言語による記述は禁じられ、紀元前の時代、少なくとも数世紀に亘って口承により伝播された。サンスクリット語による文字は紀元前古くより、それぞれの支配していた王国において法令や登記に広く用いられていたが、その文字が神々の領域に立ち入るのは、バラモンの僧侶のよしとするところではなかったのだ。

聖典リグヴェーダは、一〇二八の偈《げ》よりなる神への賛歌で、全一〇巻に及ぶ膨大で美しい詩でもある。それは難解な言葉で綴られた形而上学的な、極度に理解困難なサンスクリット語で著わされており、左脳で記憶処理を行う大人では、その意味は理解できても暗誦は殆ど永遠に不可能な難事であったであろうことが想像される。また、リグヴェーダは、韻を踏み、比喩《ひゆ》をそここに散りばめ、婉曲《えんきょく》的な表現を用いて抽象的な形而上学的な説明をするなど、色とりどりの曲折を織り込んでいる。そのような内容であるから、その意味においては超難解で、子供達にその意味を理解させるのは、たとえ一行でも不可能であると言っても過言ではない。

全く内容を理解できていない、何人もの幼児たちをグループ分けし、子供の時よりリグヴェーダを暗記している大人たちの口から発せられる言葉を、別々の場所で、耳で聞き取らせて暗誦させる。グループ毎に、子供たち相互に間違いがないか確認させ、次に進むという所作《しょさ》を繰り返す。すると、最後には幼児全員が聖典リグヴェーダ全編を正しく覚え込む。全くといってよいほど、内容的に理解できない言葉を、一語一句違わずに暗誦できたのである。これは、右脳の能力が大きく開花している、幼児期のバラモンの少年たちだけがもつ特殊能力であった。当時、バラモンの僧侶が幼児の持つ圧倒的な記憶の吸収・蓄積力を知っていたことは別な驚きである。

右脳の持つ無限大の可能性が、この歴史的事実を最大の好例として挙げることで――これは右脳の威力の一部ではあるが――定量的に証明されたと言うことができるのである。言い換えれば、このことは、幼児の右脳が理解力とは無関係に、自動的に演算能力装置の引き金を引いたために、時間と空間の干渉を排除して、瞬時に呼び覚まされた潜在意識の中で、超高速、超高効率を以て達成を可能にしたと言える。

第四の特徴は、右脳が宇宙の大意識である天上界の神々よりの光波と共振共鳴することができるという点である。

神々の発する約7ヘルツの光波と、右脳が司《つかさど》るシータ脳波の上限の7ヘルツの周波数とが共振共鳴するのである。神々よりの光波であるエネルギーの移動として送り込まれる意思であり、力である慈愛の光は、高次元で崇高なる霊魂であるアートマンと共振共鳴して伝播される。神々の光波とアートマンの脳波の周波数が一致して起こる、同位のバイブレーション現象である。

このように共振共鳴することによって、神々の大意識がアートマンを直接支えることになる。アートマンのポジティブな思考・考査が発露となって、カルマは更に磨《みが》かれる。その結果として、クンダリーニのレベルが更に高まり、超常能力の開発へと連鎖していくのである。

右脳の能力を開花させる瞑想ヨガ

右脳の秘められたる能力を開花させるための最速にして最良の方策は、瞑想ヨガを、正しくコンスタントに、かつできるだけ頻繁に行うことである。

瞑想によって、ゆったりとした低周波で発生し、流れ出すシータ脳波の持つ周波数が、天上界の神々の発する光波と、ものの見事に共振共鳴することによって、右脳の持つ高能力が刺激され、大きく開花し、それがひいてはエネルギーであるクンダリーニのレベルを高め、クラウン・チャクラに存在するアートマンをより高次元へと導くのである。

瞑想の効用も健全なる肉体の支えなくしては、右脳の鍛錬、クンダリーニのレベルの高揚もあり得ないし、ひいてはカルマのレベルの向上により進化するアートマンも存在し得ない。8つのチャクラが位置をとる背骨に沿った肉体の部位と、それに対応しているクンダリーニのレベルによる機能が、呼吸法であるプラナーヤム・ヨガによってより健全となった肉体上において、一層育まれ、その結果各部位が相互に密接に連関連結してくるのは当然なことである。

脳波

シータ脳波の重要性

脳の神経細胞を機能させているエネルギーが脳波であるということは、文字通り波動であり、光波と呼ぶこともできる。この電気エネルギーである脳の機能の精密度を凌ぐコンピュータは、未だかつて製作されていない。

クラウン・チャクラに常在しているアートマンは、脳の神経細胞を伝播させている脳波と言われる光波によって、十一個の函数をはっきり認識している。十一個の函数は、量的な差異はあるが、以下の項目より成り立っている。つまり肉体、感覚器官、経験対象、意識、思考器官、行動、煩悩、結果、苦楽、転生、解脱の連続的な存在としてそれぞれを認識しているのである。

宇宙のエネルギーであるクンダリーニが、第1と第2のチャクラの貯蔵庫より、訓練修養を積むことにより徐々にチャクラを上り詰め、アートマンの棲むクラウン・チャクラに達すれば、究極のレベルである梵我一如に到達するのである。その結果、宇宙の波動と同調し、宇宙の意識である天上界に住まわれる神仏と交信でき、宇宙の霊波を受諾《じゅだく》するのみならず、崇高《すうこう》なるアートマンは天上界に向けて反応する。意識を宇宙の神である大意識へ、霊波として伝播することが可能となる。その初期段階の現象として、クンダリーニのレベルが、第7のチャクラ（アジーナ・チャクラ）に到達すると、第8のチャクラ（クラウン・チャクラ）に棲むアートマンに接近したことで、霊夢という手段で宇宙の大意識との交信が頻繁に起きる。これは一般衆生の認識を以てしてはなかなか理解できない現象であるが、第7のチャクラへとレベルアップしたアートマンによって経験することが可能となるのである。

様々な霊夢のパターンが現れ、幻想による超能力的な行動が感知される。しばしばアートマンは見たこともない風景に囲まれた土地に舞い降り、過去に一度も面識のない人々の顔や輪郭がアートマンに語りかけるのを明晰《めいせき》に観察する。それらは、前世である過去世にアートマンが強く体験したことが、時空次元を超えて、霊夢の中に蘇っているのである。

更にこのような霊力は、テレパシー、インスピレーション、透視力、念力という一般にいう超能力が天上界における神仏の大意識と共鳴した結果、発生したアートマンの脳波の中に恒常的《こうじょうてき》に出現している現象でもある。

ポテンシャルとしての宇宙のエネルギーが、第1と第2のチャクラの貯蔵庫に今生現象界に出生すると同時に蓄えられている。クンダリーニのレベルの向上により可能となる、霊力が強化される現象は、瞑想をコンスタントに頻度を上げて行うことで、アートマンに対する脳波であるゆったりとした低周波シータ脳波が頻繁《ひんぱん》に活性化されることによって発生する。

瞑想により発生するシータ脳波は、熟睡と覚醒《かくせい》の中間であるレム睡眠の時に放出される脳波と同様な脳波の領域を持っており、仏陀の脳波とも言われる。ゴータマ・シッダルタ釈尊が、妻であるヤソーダラ妃と息子のラフラ王子を王宮に残し、後ろ髪を引かれる思いで出立して以来、修行の旅の途中で、繰り返し、そして頻繁に行ってきた呼吸法であるプラナーヤム・ヨガと瞑想法である瞑想ヨガの中に、それは必ず現れていた脳波であった。

瞑想ヨガの科学を、本書により熟知習得し、忠実に実行に移すならば、クンダリーニ・レベルの一般的に低い衆生においても、この仏陀の脳波であるシータ脳波の発生を促すことはできるのである。

脳波の四種類のパターン

近年、脳波については、多くの研究者が更なる解明を求めて研究に従事した結果、かなりの領域まで解明されるに至っている。それに伴い、シータ脳波を含む四種類のパターンに人間の脳波が分類できることが分かってきた。以下に簡単に要約する。

▼ベータ（β）脳波のパターン（14～30ヘルツ）▲

大方の成人した一般衆生の思考行動は、ベータ波の君臨する左脳によって律されている。この脳波は、日常の生活の中で受ける緊張やストレスによって、更に強まる。

▼アルファ（α）脳波のパターン（8～13ヘルツ）▲

この脳波は、落ち着いた精神状態で、心身がリラックスしている時に発生する。人間は普段は脳波の共振共鳴機能で、知性や感性を送受信している。幼児期にアルファ脳波を多く放出するのは、前世より持ち越してきた記憶によって発揮される感受性によるところが大きい。それは、アルファ脳波を感知し発信する右脳の働きが活発なためである。この脳波は大人になると弱まり、それにつれてベータ脳波の君臨する左脳へと思考行動は移行する。幼児期においては、右脳が活性化されているため、大人より遙かに記憶力が優れているという現象にしばしば遭遇する。

右脳の威力を復元することが可能であれば、記憶やイメージによる情報処理能力は、左脳のそれと比べて絶大であるから、飛躍的に向上する。そのことを認識し、右脳の強化も種々の方法で実行しなくてはならない。呼吸法プラナーヤム・ヨガが身体的に右脳の活性化を助長し、瞑想ヨガも直接アートマンに働きかけて右脳を鍛錬する。それは、副次的効果であるが、大切な一面であるということも知らねばならない。瞑想は多角的にアートマンのレベルの向上に貢献する最大にして、最良の手段であることを強調しておく。

▼シータ（θ）脳波のパターン（4〜7ヘルツ）▲

乳幼児や胎児の脳波は、約7ヘルツというシータ脳波のパターンの上限とほぼ同一な波動である。この波動の持つ、ゆったりとした周期の繰り返しは、天上界における神々の送信する光波と完全に共鳴する低周期である。

したがって、乳幼児期における霊力の高さは、クンダリーニレベルの鍛錬以前にも関わらず、前世のカルマを自然のうちに吐露《とろ》するという現象を示す。特に右脳におけるシータ脳波の存在から、霊的感受性の強さが窺《うかが》い知れる。このシータ脳波は、幼児期になるとアルファ脳波へと移行し、大人になると更にベータ脳波へと移行する。その過程で、そのまま放置すれば、アートマンの霊的感覚と感知能力は劣化していく可能性が大きいと指摘しても、言い過ぎでない。ここで、元来、霊的磁場で構成されている脳髄液である頭頂部（第8チャクラ）に発生しているシータ波が、瞑想することにより増幅されることに着目したい。瞑想中に放出される低周波シータ脳波は、アートマンを慰撫《いぶ》し、更に浄化する。脳髄液というゆったりとたゆたう海原に、アートマンをゆったりと漂わせることができるのであるから、瞑想を行うことが最良の方策である。

▼デルタ（δ）脳波のパターン（0・5〜3ヘルツ）▲

無意識の状態であるノンレム睡眠、つまり熟睡中に出現する脳波である。この脳波は、超低周波数のパターンで維持されているので、アートマンの霊的感覚と完治能力を最大限に促進する脳波とは言えない。しかしながら、熟睡すること自体がアートマンに対する栄養補給としての働きを明確に保持している。

霊的超常能力の特質

シータ脳波のパターンから、様々な霊的超常能力が発揚される。ここに起きうる限りの霊的超常能力を挙げその特質を詳述する。

▼霊夢の出現▲

通常見る夢は、現実の生活や面識のある知己が思わぬ形で、まどろみの中に出現する。ここで言う霊夢はそれら通常の夢とは似て非なるもので、予想を超えた意外性に包まれており、これ正に霊夢以外の何物でもない。そこには見たこともない土地、地球にあるとは思えない風景、人間であるが見たこともない顔、一人称の自分ではない、三人称の視点から見ている自分、全く知らない他人が見ている事象が自分の中に霊夢として現れることもある。

現実の生活と知己は殆ど投影されず、熟知している事象に何ら関与しない、全く別の次元の夢が霊夢である。霊夢に、自分の本尊としている神仏が擬人化された姿で現れることもあるし、大いなる光として現れることもある。見たこともない場所で、多くの知らない神々や人間に囲まれている場合もある（いくら神々が現れても——そのこと事態は素晴しいことであるが——自分の熟知している状況の中では、それは単に夢を見たということにすぎない）。この状態まで霊夢の内容が進めば、自分のクンダリーニのレベルに、ある程度、自信を持ってもよいと言える。

▼テレパシー▲

言葉として発せられていない情報を、霊力により見極め、理解する能力である。この能力は、偏見のない澄んだ心眼で見つめると、かなり多くの哺乳類が持っていることが分かる。先に述べた、私アイアンカーの愛犬の例もその一つである。

太古の時代から現代に至る人間の歩みの中で、かつてモヘンジョダロ、エジプト、シュメール、マヤ、ナスカ、そしてインカ等では、多くの聖職者がテレパシーによって遠隔地で起きたことを透視する能力を持っていた。

しかし、物質文明に毒され、地球環境を破壊し、国連の度重なる環境会議でも自己保身に走り、未だ明確で有効な結論を見出せない現代人が会議を徒《いたずら》に踊らせる様を見る度に、ここで述べる八種の霊的能力を持ち合わせている人間が極端に減少していることを実感させられる。おためごかしに信心深そうな顔をする国際人もいるが、その中に神仏がどっしりと鎮座《ちんざ》ましましている人は殆どいない。

〝いわんや一般衆生の霊的レベルをや〟と慨嘆《がいたん》せざるを得ない状況が、眼前に出現しており、現代はその点で、最早《もはや》、残念ながら絶望的であると言える。その状況に一石を投じたいと真に願っているが、前途は暗澹《あんたん》としている。

▼インスピレーション▲

霊的能力の根源から瞬間的に全く予期せぬ近未来に関する情報がアートマンに反映されたり、その霊的感覚で提起された問題の解決策が全く予期せぬ状況下で浮かび上がる能力。

▼予知能力▲

様々な方策が可能性として眼前に示唆された時に、その事象を、霊力を持っている崇高なるアートマンが凝視することによって、的確に正しい方向を選択して将来起きることを感知する能力。

▼透視能力▲

壁に隔てられて置かれている固体等を、壁のこちらから透視し、その内容物を見抜く能力。自然物が遮蔽《しゃへい》している相当遠隔にある状況を、彼方から透視して、眼前に見ているかのごとく説明しイメージとして出現させることができる能力。

▼他地域への分身▲

独立した個性である崇高なアートマンが、遠隔の地に存在している全く同じ自己を同感覚で感知したり、霊知できたり、あるいは自己を別な場所へ瞬間的に移送できる能力。

転生輪廻について、ダライラマの言及と筆者の感覚が一致している。それは、もともと少人数であった人類が、どのようにして膨大な数に増大したかという疑問に答えるものである。天上界に戻ったアートマンが複数に分離し多くの人体に降臨《こうりん》する。

これが、人類に対し、最大多数の増殖をもたらしたのである。

そして更に、希ではあるが、霊的レベルの高位の人間の中のアートマンが、未だ地上現象界に存在しているにもかかわらず、瞑想中に、いくつかに分かれ、主としてこれから生まれんとしている肉体の中に転移するというケースもある。

ここで憂慮すべきは、神々の保護という霊力が減衰《げんすい》し、その磁場に隙間が広く生じている無信心者が増えた現代、悪霊が棲《す》みこんだアートマンが、既に成長し生存しているアートマンと入れ替わるべく転移する機会を窺っているということである。

こうした時代においては、世情は混沌とし、その様相は悲惨さを増すばかりとなる。

▼感覚と感情の霊視▲

目の前にいる他人ばかりか、遠隔地にいる友人や親族である知己の感じていることを、その瞬間に察知し、同じ感情を自己の中に投影し、同じ感情を分かち合うことができる能力。

▼治癒《ちゆ》能力▲

凝視したり、手かざしをしたり、触れるだけでヒーリングをしたり、遠隔から集中して治癒のために祈念された霊波を送り、対象者の肉体的精神的な病巣を緩和したり取り除いたりする能力。

瞑想によるシータ脳波の健《すこ》やかなる発生は、アートマンへの滋養となり、第8のチャクラ（クラウン・チャクラ）の中に浮遊している存在であるアートマンの霊的レベルを向上させる。それと同時に、瞑想はエネルギーであるクンダリーニのチャクラ上の位置のポテンシャルを、背骨に沿って上昇させるパワーとして作動する。

次にシータ脳波の助けにより様々な能力を保有している、より成熟したアートマンが一般の衆生により認識されるかについて言及しておきたい。クンダリーニのレベルから見て高次元で崇高なるアートマンは、愛と慈悲の包容力をもって、大きな霊的に温かい光の輪の中に、一般衆生を優しく取り込む力を有している。瞑想によるシータ脳波によって増幅された聖なる滋養がアートマンの霊的な自由度を拡大し、それによって高められたカルマのレベルは、呼吸法プラナーヤム・ヨガの鍛錬により発せられる生命の気のエネルギーであるプラーナに対して、そして一般衆生に対して、優しさのオーラをもって対応する。

高次元で崇高なるアートマンは、神々より発せられる愛と慈悲に溢れる光の輪を、常に認識し、神々の御心の反映として今生現象界における人々を苦難から解放せんと、最大の清純なる霊力を降り注いでいるのである。その結果として、住み良い現象界の創造を求めて、鋭意努力しているアートマンの姿をそこに見出すことができる。このようなプロセスの中で、崇高なるアートマンは、更なるカルマの向上を成し遂げ、人間現象界でクラウン・チャクラまでクンダリーニのレベルを自ら欲することなく、自然裏に上昇させることができ、その結果最も達成が至難《しなん》である最高位に到達するのである。そのような高次元に到達した崇高なアートマンの内には、神そのものが存在する。心霊が天上界の神々と交信する時に、オーラが放射される。一般衆生はその高いエネルギーの磁場の中に身を晒すことによって、更に自分自身のレベルを上げるべく精進する。高次元で崇高なるアートマンは、滋養の雨を降り注ぎ、人々のチャクラにおけるクンダリーニのレベルの促進のために、できるだけの努力を惜しまないのである。

一般衆生はオーラに輝く慈愛溢れる光波を感受した時には、機会を捉え、瞑想の中で、アートマンの離脱が始まる前の数分間、自己のアートマンをしっかり第8のチャクラに認識する。

同時に神々に対して、感謝の念を捧げるのである。自己をすべて捧げ全身全霊を献上して瞑想に入れば、増波されたシータ脳波もゆったりと放射され、自己のアートマンの輝きは、一層増すことになるのである。

第Ⅵ章　アイアンカー式断食法と瞑想

ウコバナ酢糖乳と断食の効用

人はなぜ断食をせねばならないか

アイアンカー式断食法は、「ウコバナ酢糖乳」を飲むことにより行う。ウコバナ酢糖乳は誰でも簡単に作れる特製のジュースであり、最低でも一日五〇〇キロカロリーを補給できる。空腹とは戦わねばならないが、全くの短期間であるので、身体的な危険は皆無である。

通常、断食は一年間に二回行う。一回目は、一月の第三週の日曜日から土曜日までの七日間である。二回目は、九月、あるいは一〇月に催《もよお》されるダスラの四日前に行う。ダスラとは、ドルガ女神の大祭であり、その日取りはヒンドゥー暦により毎年異なる。例えば二〇一〇年のダスラは一〇月一七日である。

その他の断食としては、同じく二〇一〇年で言えば、各月の一七日の前二日間行う。一七日の日に祭壇に願い事・誓い言を奉納する時には、特に厳格に行う。

断食をする目的は、簡単に言うと以下の三点に絞られる。

①第一の目的

心身の健全性を確認するために、胃腸を中心とした体内システムの浄化を図る。適正体重の維持もこれに含まれるが、現在の基準体重はいかにも低めに設定されている。生命保険会社が割り出した長寿のための適正体重は、それよりもかなり高めである点に留意したい。

②第二の目的

老廃物を除去し、肉体を浄化する。そして、自己のアートマンの中に祭祀されるべきご本尊に対して、シャープになった自己の心霊を通して語りかけ、懺悔《ざんげ》し、感謝を捧げ、アートマンの中にいつでもお入りいただけると唱え、最高の環境を作る。朝昼晩、ウコバナ酢糖乳を飲む前に、少なくとも三回は感謝のお祈りを捧げる（お祈りのたびに入我我入《にゅうががにゅう》を果たすべく、アートマンをできるだけ純化した状態に保つのである)。

③ 第三の目的

アートマンとプラーナに最大限の休養をもたらす。七日間の断食期間中、毎日、少なくとも三回の瞑想を行う。断食中は、臓器の負担が著しく軽減しているので、瞑想すれば一層シータ波の脳波が横溢《おういつ》し、感覚が鋭く研《と》ぎ澄まされることになる。そのような中で、アートマンは休養し、無意識下で休むことなく働き続けているプラーナのエネルギーの燃焼も最低限に抑えられる。ただ、飢餓状態であるため、初心者のうちは、アートマンは盛んに不平を訴えることであろう。しかし、しっかり心眼を開き、自己に憐憫《れんびん》を抱くことなく、毅然《きぜん》とした強い信念で対処し、雑念を排除して、ゆったりと瞑想に没入《ぼつにゅう》することが肝要である。そのような低レベルの願望を排除できないようでは、アートマンの浄化、霊力の促進は到底望めないと心得る必要がある。

一日三食は正しいか

飽食の時代に生きている多くの衆生は、栄養価の高い様々な食物を、「一日三食」という間違えた食事法によって大量に摂取している。それが、様々な生活習慣病を誘発していることはよく知られるところである。多くの者が朝食を摂ることを奨励しているが、それは全くの錯覚である(成長期を過ぎた人間で、負荷のかかる激しいスポーツや演芸・芸能を行う人たち、かなりの消耗する作業・仕事に就いている人、病気の人などは、この議論の対象から除かれるのは当然である）。

飽食の時代とは正に高カロリーの時代である。誤った食習慣のために、蓄積された体脂肪は、DNAによって両親から受け継いだ肉体を疲弊《ひへい》させるばかりでなく、その肉体の第8のチャクラに棲まう、霊魂とカルマと仏性の総合した、霊界より光波によって送り込まれ定着している、あなたであるアートマンをも疲労困憊《こんぱい》させている。その結果、人は不定愁訴《しゅうそ》を訴えたり、自律神経が失調したり、血管が虚弱化し動脈が硬化したり、脳梗塞や心筋梗塞になったり、脳の働きが減衰《げんすい》したり、膠原病《こうげんびょう》などの病に至る。そして究極には、自分が生きることができたであろう、本来の寿命を縮めることにもなるのである、ということに気づかねばならない。

一日三食を続けることで、肉体が疲れ、正しく機能しなくなる。その結果、関連臓器及び排泄機能も適切に働かなくなる。不必要に摂取された脂肪、塩分、糖分は消化されず、それに伴って様々な老廃物が体内に蓄積する。その上、病気の初期症状が現れているにもかかわらず、無知と自信過剰のために、それに気づくこともない。そして、症状は悪化し、重篤《じゅうとく》な状態となるのである。

こうした体内の状態を正常化するのに、先ず考えられるのが適正ダイエットである。その上で、無理のない断食を行うか、ダイエットに平行して断食を行えば、食生活上の健康管理としては、満点な対応であると言える。

〝原因はわれわれ人間衆生が作るものであり、その結果は神々により与えられるものである〟

この言葉を記憶されたい。

この言葉は、人間衆生に屁理屈をこねる余裕さえ与えない、至宝の言葉である。「原因は自分、結果は神」と考えれば、信仰を中心において日々生活し、ひいては長き人生を送る者にとって、道理にかなっていて分かりやすい指針ともなる。ゴータマ・シッダルタ釈尊の縁起の法の意訳ではあるが、分かりやすく明快な解釈である。

悪しき原因に気づかず、元来止めねばならない習慣に一層溺《おぼ》れ、それを矯正《きょうせい》することもなく、日々の生活を継続すれば、結果、起こるべくして起こるのは、不快極まりない症状を伴う病の発病である。

それは、全うすべき寿命を自ら削り、自己を切磋琢磨しカルマを磨くべく与えられた人生という訓練道場に対して、唾《つば》するようなものである。自業自得を絵に描いたような結末が待ち受けていることは明らかであるにもかかわらず、それに気づいた時には、既に後悔先に立たずの状況に追い込まれているのである。

一日三食と飽食は間違っているとの、私アイアンカーの指摘に未だ納得できない人々のために、今暫く議論を続けたい。

一日三回も食事を摂取している人間は、まことに不自然な生活様式に溺れきっていると言える。口から摂取した食物が消化吸収され、老廃物が排泄されるまでに約二〇時間かかる。一日三回も食事を摂取すれば、消化器官は、四六時中活動し続けなくてはならないことになる。休息することが殆どできない、恐るべき過重労働を強いられているのだ。休むことを知らない憐れむべき存在である。

生活習慣を正しい方向に導くには、一日三回の食事を見直さねばならない。脳の栄養であるグリコーゲンを多く含む甘味成分の元である炭水化物と糖質を、定量、程よく含み、タンパク質と脂肪をバランスよく総括的に含む食事。つまり、緑黄色野菜、赤野菜、淡色野菜を含む、高タンパク、低炭水化物、微脂肪、低カロリーの、一日一回の食事に減らすことが肝要である。

長寿には、様々な要因が関わっており、しかもそれらが複合的に絡み合っているということは、周知の事実である。

中でも、特に注目されるのは、低カロリー食が寿命を延ばすという、アメリカの研究者らによる報告である。

このような食生活を毎日、確実に実行に移した場合、人間が社会的な動物である以上、ある種の困難な状況に遭遇することは容易に想像できる。例えば結婚式、歓送迎会、上司とのつき合い、パーティや宴会など、そう簡単に断れるものではない。しかし、漸く改善した食生活の変更を余儀なくされたとしても、それを受け入れる寛容さは必要である。会食を楽しむことに如《し》くはない。小楽の中で日々を送ることに、やぶさかではないということも言い添えておきたい。その後、四、五日で摂取カロリーを調節すればよいのであるから。

どの程度の低カロリーが最も適正であるかということについては、今後の研究を待たねばならないが、私アイアンカーは「一日概ね一五〇〇キロカロリーが適正なる低カロリー」と考える。なお、このような低カロリー生活は、六〇歳前後の、熟年に達した者から適応されるということも明記しておく。

低カロリー長寿説の日本における最大の信奉者は、聖路加国際病院理事長である、一九一一年生まれの日野原重明先生である。

先生は、一日のカロリー摂取量を一三〇〇キロカロリーと目安され、現在も医師としての活動を続けておられる。一〇〇歳を迎えられてもなお現役であろうことに、疑いの余地はない。それほどの活躍ぶりである。

一二〇歳が人類の到達可能な寿命であると、近年、研究者の間で主張され続けてきたが、日本人の例をとってみても、平均寿命、男性七九・二九歳、女性八六・〇五歳（二〇〇八年、厚生労働省）であり、近未来に達成されるとは思えない。日野原先生がどこまで、寿命を延ばされるかは、ある意味、一二〇歳寿命説に対する挑戦である。恐らく先生自身も、医者であり学者であることからして、密かに意識されているのではないかと確信している。

失礼を顧みず申せば、アイアンカー式長寿法を実践する身としては、興味深いことである。機会があれば、側面から協力するという立場で、アイアンカー式呼吸法プラナーヤム・ヨガと、本書で初めて実態が明らかになる瞑想ヨガについて、先生にご教授したいと考えている。

私アイアンカーは、実は先生をよく存じ上げている。

私がナイアという祖母系の戸籍名で（アイアンカーはヨガの継承者バラモンの祖父系の名前）、アジア開発銀行に上級スペシャリストとして奉職していた時の私のボスであった須磨和章氏と、日野原重明先生とは並々ならぬ交友関係にあった。その縁で、私も知己《ちき》を得たのである。須磨氏の葬儀で私が進行役をした折り、それから七回忌法要の折り、何れも来日し、日野原先生にお会いした。

日野原先生は、朝と昼は殆ど何も食べないといってよいほどであるが、夜はほぼ一日の全カロリーを集中した豪華な夕食を楽しまれている。これは、長寿者が多くいるアイアンカー家の食事法に近似《きんじ》している（「お祈りと秘儀『瞑想へのプレリュード』」の項で述べるゴビナーダン爺は現在約一一〇歳である）。

日々充分なタンパク質の摂取に考慮し、なおかつ低カロリー食を摂ることは、まことに適切で、理にかなっている。ただし、野菜しか食べないというようでは、逆に健康を損《そこ》ねる。

誤解なきよう再度強調しておく。

緑黄色野菜、赤野菜、淡色野菜を含む、高タンパク、低炭水化物、微脂肪、低カロリーの食事を一日一回摂ることが肝要である。

ウコバナ酢糖乳

一日一食説を唱えると、常に「それは実行不可能である」という批判が湧き起こる。しかし、私は、朝食と昼食を完全に抜いて何も口にするなと言うつもりはない。従前の朝食と昼食の代わりに、それを補うのに最適と思われるウコバナ酢糖乳を摂ることを提唱するのである。

朝と昼に超低カロリーのウコバナ酢糖乳を摂り、夕食は上述したバランスのよい食事を摂取する。このような食事法が実行され、なおかつ、毎年一月に行う七日間の断食と一〇月に行う四日間の断食、そして他の月に行う二日間の断食が、ウコバナ酢糖乳を一日三回摂る断食法によって行われれば、肉体は最も理想的な方法で調整され、肉体に好ましくない様々な症状の多くが気づかぬうちに自然と取り除かれる。アートマンに注がれる種々の波長の脳波は、それぞれの波長の持つ幅の中でより低い望ましい基調で発せられ、その結果、アートマンに元来、必要であった安らぎと休養がもたらされる。そして、心身の根源的な健康を取り戻すことができるのである。

時折、「食生活を改善することはできないが、どうしても断食だけは行いたい」という相談を受けることがある。

その場合、私は以下のように答える。

「勿論、断食によるそれなりの効果は期待できる。ただそれは第二の選択であって、あくまで食事法を改め、ウコバナ酢糖乳による断食法を実践することが最も理想的である」

断食の効用

断食の効用とは如何なるものか。

断食をすれば当然、空腹になる。その結果、腸の働きを促進させるモチソンというホルモンが分泌される。モチソンンは腸に働きかけ、腸内に残留している老廃物の除去、排泄を促進する。断食を始めて数日後、空腹感が一層募《つの》ると、モチソンの作用で腸は新しい役目に目覚めたかの如く、老廃物の排泄作用を更に強める。消化器官が、普段の生活では考えられない働きをするのである。

セットアップしたそれぞれの断食期間を終えることによって、もたらされるポジティブな効果を要約してみると以下の如くである。

① ダイエット効果により、体重が大きく落ちる（勿論、個人差がある）。

②血液の流れがよくなることで、脳の働きが活性化され、脳梗塞や認知症などの予防に繋がる。
③肝臓、腎臓、膵《すい》臓など、多くの酵素を分泌している臓器の、蓄積された疲労を取り除き、本来の活動力を回復させ、活動レベルを上昇させる。
④すべての臓器を休息させることになるので、本来、人間が持つ治癒力をより一層向上させる。
⑤人間にはじめから備わっている免疫力を向上させる。結果、感染症の予防となる。
⑥膠原病《こうげんびょう》などの自己免疫不全症、アレルギー体質の改善に繋がる。
⑦汚染された環境や食品に含まれる添加物などにより体内に蓄積された毒素を、老廃物とともに排泄し取り除く。
⑧新陳代謝がより一層活発化されるため、美容効果がある。
⑨断食を終了したことで、自己達成感に満たされ、持久力も増大する。
⑩感覚器官が鋭敏になり、豊かな感性を育《はぐく》む。
⑪ストレスやトラウマが原因で起こる心身症、神経症、うつ病など心の病を癒《いや》す働きがある。
⑫アートマンに充分な休養を与えることで、心身が心地よい安らぎの境地に入る。

以上挙げた断食の効用のうち、特に、⑫「アートマンに充分な休養を与えることで、心身が心地よい安らぎの境地に入る」が最も重要である。このアートマンに対する断食効果が、①から⑪

の各項目に対して、包括的、かつ微細な点にまでリンクしているという事実を踏まえた時、断食のアートマンに対する効用は、多大なものであると言うことができる。このアートマンに対する断食効果を、最大限に引き出すための唯一にして最上の方策が瞑想である。

断食により肉体が完全に浄化された段階で行われる瞑想は、肉体とそこに棲むアートマンに対して最大の休養を与える。断食期間中、毎日、少なくとも三回の瞑想を行う。それによりシータ波の脳波が横溢し、臓器の負担が著しく軽減され、感覚が鋭く研ぎ澄まされる。結果、アートマンに休養が最大限にもたらされ、その後にアートマンが体験する、様々な森羅万象よりもたらされるカルマと仏性のレベルを、その霊魂の中において最大限高めることになる。

瞑想を繰り返し行ううち、自己の霊的レベルが上昇したと感じる瞬間を迎える場合がある。その時こそ瞑想の効用を改めて実感できる。それがどのようなものかは、各自が身をもって経験されるのを待ちたい。

以上の説明で、断食が大変有効であることについては、十分な理解を得られたと確信する。更に加えて、私アイアンカーは、断食が瞑想と組み合わされた時の効用には、計り知れないものがあるという事実に、思いを馳せる。瞑想は、天上霊界と人類との交信を可能にする、有益にして、かつ重要な架け橋の一つであるからである。

宗教と断食

断食には様々な方法がある。現在、世界中の多くの国において、多くの人々が断食を行っている。その多くが基本的には宗教上の理由で行われるが、近年、健康のために盛んに行われるようになった。

多くの宗教が、断食をその教義自体に取り入れている。ユダヤ教、イスラム教、ジャイナ教では特に厳しい断食行が行われる。キリスト教は、その殆どの宗派で短い日数の断食が行われるが、プロテスタントは、一部のアメリカの宗派を除き、断食を禁じている。ヒンドゥー教では、各人、あるいは各地方のやり方で様々な断食が行われているが、その流れをくむシーク教は禁止している。仏教においては釈尊の事例に鑑《かんが》み、断食は苦行であり、中道から逸脱《いつだつ》したものとして受け入れていない。ただし、天台宗には厳しい断食行がある。九日間すべての飲食を絶ち真言（マントラ）を唱《とな》え続けるという荒行《あらぎょう》である。

多くの宗教が断食を行っている中で、最も厳しい究極の断食法をジャイナ教に見ることができる。

ジャイナ教の開祖マハビーラは、ゴータマ・シッダルタ釈尊と同じクシャトリエ（古代インドのバラモン教社会における四姓制度の第二位の王族・武人階級）の出身で、ほぼ同時代に同じ北インドを中心として広がり、現代においても、根菜（タマネギ、ニンジン、ニンニクなど）は食べないという究極の菜食主義で知られている。断食はマハビーラによって教義に取り入れられ厳密に行われた。現在も教団の一部によって想像を絶する厳しいやり方で行われている。ジャイナ教の僧侶は、六ヵ月間という長期に亘る断食行を行うことがある。断食法については、細部にわたって徹底的に規定されている。秘儀に属するため、一般的には理解するのは困難であるが、簡単に触れてみる。

一般信徒においても、お祭りや神聖な日に行う短期間の断食と、モンスーン期間に行われる長期間の断食がある。また、断食には四種類あり、すべての飲食物を絶つ完全な断食、必要最小限の食物に抑える断食、食品の数を極端に制限する断食、好きな物を諦める断食があり、教義により細部に亘って規定されている。基本的には空腹時の苦痛を超えた、食物への渇望《かつぼう》そのものを滅却《めっきゃく》することを究極の目的として行われる。

ジャイナ教には、断食により自発的に死に至る「サンサーラ」がある。サンサーラは自殺ではなく、死に至る行程を完全に熟知して、明確な意図をもって行われる儀式である。長い時間をかけて人生を振り返ることが最後の修行とされる。自分の人生が目的を果たしたと感じた時、すべてを確認し神々に奉納する。そして最終的に肉体の浄化と欲望の滅却によって終結し、涅槃（ニルヴァーナ）に入るのである。

開祖マハビーラは、サンサーラにより、自発的に死に至った（言うまでもないことだが、本書で説く断食の効用からは完全に逸脱する行為である)。
仏教の開祖である釈尊は、カビラ城を出立してから五年以上に上る修行時代を、その初期は別にして、一人で山中において過ごしている。釈尊は、修行の最終期において、殆ど死が目前に迫ってくるまで自己を追いつめた断食行を行った。その様《さま》を彫り上げた究極の釈尊の仏像が何体かある。その中でも最も有名なものが、ラホール博物館に納められている、全身骨と皮の断食仏である。釈尊は、自己を究極まで追いつめる断食行から目覚め、中道の精神に則《のっと》り、ブッダガヤの樹下で四聖諦《ししょうたい》の悟りを開かれたが、その後の四五年に及ぶ説法時代も、マイルドな断食行は数限りなく行っている。そして、それは度々瞑想ヨガとともに行われた。

釈尊の行った最後の断食行は、正にマハビーラが実行したそれと近似してはいるが、命の灯火を繋ぎ止めたという点、肉体の死へ導くことが目的ではなかったという点において、マハビーラの断食行とは全く異《こと》にしていた。

釈尊の最後の極端な断食は、一日一食から始め、徐々に二日間に一食とし、それから一週間ごとに一食を経て、完全断食に入るものであった。釈尊はこのような瀕死の極限状態において、ブラフマン神梵天とヴィシュヌ神によるご加護に包まれて、中道という悟りの境地に達したのである。

「キリストと瞑想」の項で既に述べたが、イエス・キリストも悪魔による攻撃と誘惑を退《しりぞ》けんがために、四〇日間の断食を決行されている（『マタイ伝』第四章）。

今日の混迷を極める、ストレスフルな社会状況下において、我々が行う断食は、肉体のより一層の浄化と鍛錬を目的とした、プラクティカルなものでなくてはならない。しかしながら、瞑想や断食が人類の精神文化の形成とともに形作られてきたという歴史を見る時、その目的がただ単に肉体の健康を追求するというのでは、まことに不十分であると言わざるを得ない。断食は瞑想と合体し、自己の持つ心霊の向上を第一義の目的として掲《かか》げることによって、最大限の効用を生むのであるということを心得ねばならない。

断食行が自己のアートマンに対する休養行であり、霊的レベルの向上を目指すものであるということを認識し、同時に神仏に手を合わせる日々の勤行《ごんぎょう》を、しっかりと霊界とのつながりに思いを馳せ、瞑目《めいもく》合掌しつつ遂行することがより一層大切なのである。

より実践的なアイアンカー式断食法

断食道場の数は大変多く、大小様々なものが日本全国に存在する。そのうち組織的かつ大きなものは約三〇ほどである。これらの断食道場の断食法に共通しているのは、道場に篭《こ》もり、日数をかけて徐々に目指す断食に入り、徐々に離脱するということである。

それに対し、本書で紹介するアイアンカー式断食法は内容も方法も異なり、実生活を続けながら、それぞれ個人の家において実行できるものであり、より実践的なものである。

ただし、先に述べた、アイアンカー式低カロリー食生活が既に実行されているということが望ましい。

断食期間中は、個人差はあるが、散歩程度の運動ならばそのまま継続しても構わない。しかし、それ以上の筋肉に負荷をかける運動は避けるのが望ましい。飲酒は全面的に禁止である。なお、水及びお茶に関しては、いつ、どれだけ飲んでも構わない。

この断食行は、断食初日から最後の日まで、全く同じ分量のウコバナ酢糖乳を一日三回飲むことによって行われる。ウコバナ酢糖乳は、基本的に非常に栄養価が高い食品を材料にしている。コップ一杯（二〇〇ＣＣ）が一五〇キロカロリーであるので、一日の総摂取カロリーは四五〇キロカロリーとなる。

これは、私アイアンカーが一日の理想的な総摂取カロリーとする一五〇〇キロカロリーの約三分の一に当たり、実生活の行動に支障をきたすことはない。

更に、ウコバナ酢糖乳は、美味しく飲め腹持ちもよい。

ウコバナ酢糖乳の材料

ウコバナ酢糖乳の材料は以下の通りである。

①ウコン

ウコンはよく知られている通り、肝臓に非常に有益である。更にカルフォルニア州立大学の「インド人になぜアルツハイマー病が極端に少ないか」という研究により、高齢化社会において大問題となっているアルツハイマー型脳疾患に効用があるということも判明している。

②バナナ

バナナは完熟バナナを用いる。表面に黒い斑点の出ている完熟バナナは、普通のバナナよりもクエン酸、カリウム、ペクチン、オリゴ糖、ビタミンB2などが多く含まれている。完熟バナナは二日間で黒酢にすべて溶解するという特性もある。

③酢

熟成発酵させた黒酢を使うのが最善である。アミノ酸が大変豊富に含まれ、内臓脂肪の燃焼に効用がある。手に入らないようなら、ココナッツビネガー、バルサミコ酢、米酢、麦酢、玄米酢、果実酢でもよい。

④ **糖**

最も望ましいのは黒糖（黒砂糖）である。サトウキビの絞り汁をそのまま加熱濃縮して作られ、普通の砂糖に比べて、カルシウムやリン、鉄分など各種のミネラルが多く含まれている。血液中のコレステロールや中性脂肪の増加を抑制する作用がある。アイアンカー家では、ジャグリと呼ばれるココナツから精製した糖蜜を使っている。

⑤ **乳**

豆乳を用いる。豆乳はほぼ完全な食品であるばかりか、女性ホルモンのエストロゲンと似た働きをするイソフラボンが多く含まれている。

ウコバナ酢糖乳の作り方

ウコバナ酢糖乳の作り方は大変簡単で、誰にでもできる。是非一度試してみてもらいたい。

① 完熟バナナ五本を細かく輪切りにする。
② 輪切りにしたバナナに少量の黒酢を加え、ミキサーで攪拌《かくはん》する。
③ 二リットルの広口ビンに移し、黒酢一リットルを加える。
④ 黒糖四〇〇グラムを入れる（甘みを抑えたい場合は、三〇〇グラム。粉状のものが直ぐに溶

ウコバナ酢糖乳の作り方

<用意するもの>

完熟バナナ	5本
黒　酢	1ℓ
黒　糖	300g〜400g（粉状のもの）
ウコン	飲用時に使用（パウダー状のもの）
豆　乳	飲用時に使用（無調整のもの）

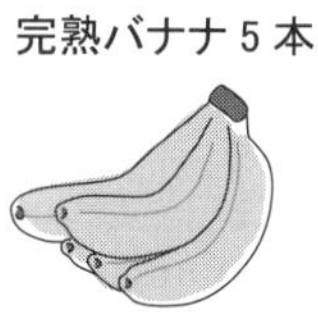

完熟バナナ５本

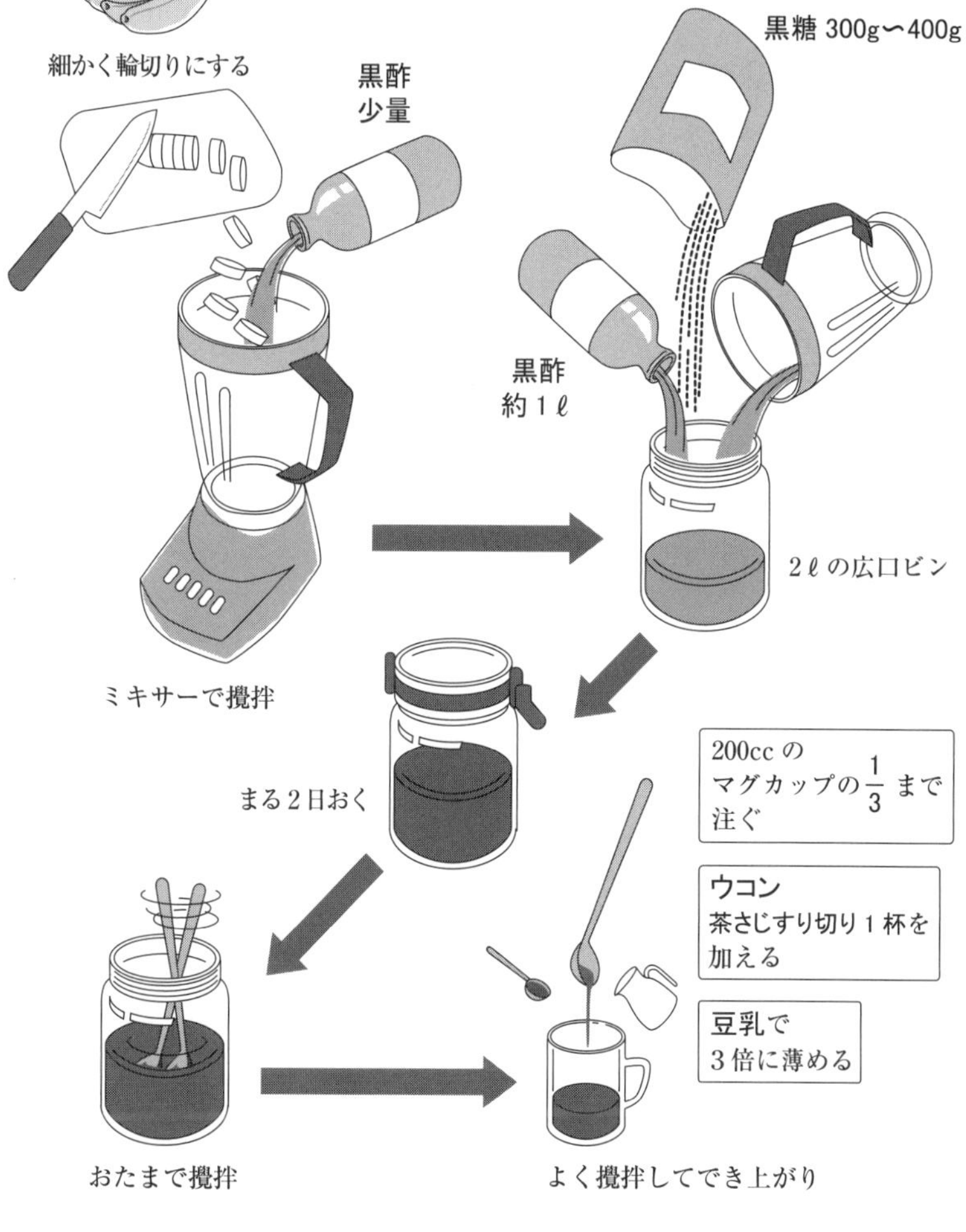

細かく輪切りにする
黒酢
少量
ミキサーで攪拌
黒糖 300g〜400g
黒酢
約１ℓ
2ℓの広口ビン
まる２日おく
200ccの
マグカップの$\frac{1}{3}$まで
注ぐ
ウコン
茶さじすり切り１杯を
加える
豆乳で
３倍に薄める
おたまで攪拌
よく攪拌してでき上がり

ける）。

⑤ 丸二日置く（バナナが全体によくなじみ、飲める状態になる）。

⑥ おたまでよく攪拌し、大き目のコップ（約二〇〇ＣＣ）三分の一まで入れる。

⑦ 茶さじ一杯のウコンを加える

⑧ 豆乳を加えて、三倍に薄め、よくかき混ぜる。

⑨ 以上でウコバナ酢糖乳の完成である。飲んだ後は、水でよくうがいをし、口内を清潔に保つ。

断食後

個人差はあるが、断食後、数キログラムの減量に成功しているはずである。体脂肪が燃焼し、体型もかなりスリムになったと実感できるであろう。

断食明けは、リバウンド対策として、以前の低カロリー食生活を堅持したい。特に直後一週間は、自分の好んでいた食品を食することを極力避ける。その間を「クッションの一週間」と考えることが効果の持続に繋がる。

断食の一週間は、肉体の浄化期間であり、消化器官とそれをサポートしている各種内臓器官の休息日なのだと繰り返し自己に認識させる。そうすることで、無意識下で働き続けている、生命の力であるプラーナと意識下でプラーナにも影響を及ぼしているアートマン、そして両者の全生命エネルギーに対するコントロール機能も、大いなる休息と休養を甘受できるのである。

エネルギーの放射は、抑制された秩序の中で保たれる。その結果、自ずと霊的レベルは高揚する。

このように霊的な磁場が好条件に満たされ、肉体がプラーナの力で動かされている時に、断食行とともに、重ねて瞑想を行えば、諸人《しょにん》ははっきりと心身のリフォームを自覚し、アートマンの中に開かれる新境地に瞠目《どうもく》するのである。

第Ⅶ章　瞑想ヨガの実践

瞑想の効用

読書会と慈善ヨガ講座

この章では、私アイアンカーが行っている読書会と慈善ヨガ講座の参加者の声を紹介しつつ、できる限り分かりやすく瞑想ヨガについて説明したいと思う。

私アイアンカーは、現在、大分県別府市で、前著『心眼奉納』の読書会を開いている。読書会の参加者は約三〇人で、呼吸法であるプラナーヤム・ヨガに続いて、瞑想法である瞑想ヨガ（メディテーション・ヨガ）を行っている。会場の福祉会館の周りには緑がたくさんあり、素晴らしい環境の中、約四〇分を目安に瞑想ヨガを行う。雑音が一切なく、申し分ない雰囲気である。

また、プラナーヤム・ヨガと瞑想ヨガを教授する慈善ヨガ講座を、年に一回ぐらい、約六週間（週一回、全六回）のスケジュールで開催している。ＡＰＵ（立命館アジア太平洋大学、大分県別府市）大学院の客員教授として日本に滞在している都合上、主として大分県内で開いてきた。参加者は様々で、初心の方、肉体的にハンディキャップのある方、ヨガを極め、日常生活に活かしたいと考えている方など、年齢性別に関係なく、広く一般の人に受講していただいている。

瞑想ヨガ

現代の多様な生活様式の中で、瞑想ヨガがいつ、そしてどれだけできるかということは、その人が置かれている生活環境によって異なるのは当然である。我々が、もし道を求めて修行する求道者ヨギであるならば、一日何回も瞑想ヨガを繰り返し行い、クンダリーニのレベルを上げるための修練の一環とすることも可能であろう。しかし、残念ながら、我々は求道者ヨギではないし、時間的な制約もある。

因みに、瞑想ヨガの理想的な回数は一日五回である。求道者ヨギは、アートマンに対する滋養補給という点から、それを実践する。求道者ヨギは、一日二四時間、自分で決めた様々な行《ぎょう》を行う。瞑想ヨガの合間に、プラナーヤム・ヨガやハタ・ヨガを行うのが通常であるので、当然一日の予定は目白押しである。

もしあなたに時間がたっぷりあるなら、求道者ヨギの生活を覗《のぞ》き見る意味でも、一日五回の瞑想ヨガを試みられることを勧めたい。素晴らしいことであるので、是非実行してもらいたい。

一日五回という理想的な状況を念頭に置いた上で、現実的に達成可能であり、なおかつ効果のある回数はどのくらいであろうか。私アイアンカーは、一日二回（朝と晩）と考える。あくまでこれは妥協した回数ではあるが、実行できれば、大変素晴らしいことではある。それも難しいという方は、一日一回は実行できるような生活環境を作るところから始めてほしい。

呼吸法であるプラナーヤム・ヨガは、毎朝起きぬけに、少なくとも約二〇分間行うよう指導している。実際は、引き続き直ぐに瞑想ヨガを行うのが最善である。瞑想ヨガはよく防音された静かな環境で、三〇分間から四〇分間行う必要がある。

日常生活を営む上で、妥協した回数であっても、それぞれに実行困難という状況があることは、勿論理解している。

されど、瞑想ヨガである。

想起してもらいたい。本書のすべての章でその必要性、重要性については繰り返し述べてきた。

賢明なる読者諸氏が、瞑想ヨガの大切さを既に承知され、納得されていることに、私アイアンカーは疑いを持たない。

グループで行う場合のメリットと留意点

慈善ヨガ講座は、個別指導ではなく、グループで行っている。瞑想ヨガをグループで行うメリットと留意点について詳述する。

有能なリーダーは、一回約三〇分から四〇分の瞑想ヨガを、多くは一〇〇人ぐらいまでまとめて指導することができる。リーダーによっては、各人の瞑想の様子を観察できるという理由で、二〇人ぐらいまでで行うのをよしとする人もいるが、本来は、人数は問題ではない。

合宿する場合は、一日に四回ほどの瞑想を行う。一回目が早朝のプラナーヤム・ヨガの後、二回目が午前の遅い時間、三回目が午後の遅い時間、そして最後が夜だいたい九時以降である。現実的ではないが、あと一、二回は増やすことも可能である。

アイアンカー式は、身体に障害があったり、床が石であったりなど、やむを得ない場合を除いては、椅子に座っての瞑想は行わない。

リーダーが伝えるイメージに集中し、雑念を退け、自身の神仏を心眼に描き、チャクラ、つまりエネルギー・センターに、ゆっくりと意識を向けていくと、体の中を流れる大きなエネルギーを感じ、意識が深遠な宇宙に広がり、深い瞑想状態に入ってゆく。最大の問題はきちんとアートマンを肉体より遊離させ、真に瞑想に入れるかどうかである。瞑想に集中できて、没入できるようになるためには、何回かの瞑想を経なければならない場合もある。

有能なリーダーは、瞑想中、各人を観察することで、それぞれの瞑想の深さを知ることができる。そのため、瞑想後、一人ひとりに対し、適切な対応が取れる。つまり、質問をし、感想を聞き、アドバイスをし、不明な点を不明な点として認識させ、より深い知識を得させるのである。

また、リーダーのこうした行動により、その場が和み、どんなに口下手な人でも、リラックスして、気軽に話せる雰囲気が醸《かも》し出される。

グループ合宿が終了すれば、自宅で上手くいかなかった人も、殆どの場合、一人で瞑想三昧に入れるようになる。合宿によってレベルが上がっているからである。

テーマを一つに定め、他の一切の雑念を排除して、クンダリーニを上昇させる位置にあるそれぞれのチャクラに、アートマンの思いを注入する。病の治癒《ちゆ》を願いたい人、過去世におけるカルマの秘密を少しでも探りたい人、今生現象界での形而上学的《けいじじょう》疑問を解きたい人、大宇宙の大日如来と合体するため少しでも近くにお越し願いたい人、自分のご本尊に対する感謝の気持ちを捧げたい人は、不退転《ふたいてん》の決意でそれぞれ思いを心眼で唱える。

一旦、瞑想に没入《ぼつにゅう》すれば、脳裏からすべてが消え去るが、瞑想から醒める時、自分が定めたテーマに対する何らかの旨趣《ししゅ》を受けるかもしれない。ただし、何もなかったとしても、悲観する必要は全くない。あなたのアートマンの思いは、天上霊界に伝わっている。常日頃の精進が正しいものであるならば、アートマンの霊力も徐々に瞑想を通して向上し、意識下で感知できる日が必ずや訪れるはずである。

体験者の声――どんな時に行うか

私アイアンカーが行っている読書会と慈善ヨガ講座の参加者たちは、どんな時に瞑想をするのであろうか。これから瞑想ヨガを行おうとする人々には、大いに参考になるはずであるから、ここに紹介する。

①心に悩みや葛藤がある時
②自分ひとりでいたい時
③肉体が疲労している時
④気分が落ち込んでいる時
⑤睡魔に襲われた時
⑥早朝または深夜
⑦肩こりでつらい時、頭が痛い時

⑧やることがなくぼんやりしている時
⑨静かな空間が確保できる時
⑩一緒にできる人が見つかった時
⑪心が穏やかで安らかな時

体験者の声――瞑想ヨガの効用とは

ヨガ講座の受講生たちは、どのような効用があると感じているのであろうか。受講生の意見は様々で、いま更ながらに瞑想ヨガの奥の深さを再確認した。

①眠気が取れる
②気分が落ち着く
③集中力が高まる
④平常心が保てる
⑤心が開かれる
⑥仕事の能力が向上した
⑦気分転換が速くなった

⑧心の平安が得られる
⑨人間関係がよくなった
⑩ストレスを発散できる
⑪心が軽くなる
⑫良いアイデアが浮かぶ
⑬疲労が素早く回復する
⑭ソウルメイトが見つかった
⑮フットワークが軽くなった
⑯なんだか目の前が明るくなる
⑰すっきりした気分になれる
⑱感情の起伏が穏やかになった
⑲運が良くなった
⑳プラス思考になった
㉑ヒーリング効果がある
㉒喜びに満ちた生き方ができるようになった
㉓脳が覚醒して問題点が明確に把握できるようになった

㉔宇宙の意識と繋がることができる
㉕エネルギーがよく回り元気になる
㉖ナルコレプシー（睡眠障害、「居眠り病」とも言われる）が克服できた
㉗愚痴、悪口、批評を口にしなくなった
㉘体調が良くなり、ダイエットもできた
㉙熟睡でき、目覚めの気分もよい
㉚物事をありのままに受け止め、心を平安に保てる
㉛今取り掛かっていることに対して集中力を発揮できる
㉜自然体で生きることができる
㉝自己中心的な考え方から解放される
㉞インスピレーションが頻繁に浮かぶようになった
㉟仲間とした後は特に気分がよくなる
㊱血流がよくなり頭がすっきりする
㊲諦めずにやり遂げる体質になった
㊳感覚が鋭敏になりエクスタシーに似た感覚が起きる
㊴味覚が敏感になる

㊵〈E-mail〉瞑想を始めて四ヵ月になります。その間の変化は、本当に何物にも代えがたいです。今まで「こうなりたい、ああなりたい」と必死に思って果たせなかったことが、「意識せず、自然に、無理なく」できてしまうようになったのです。

㊶〈E-mail〉ポジティブに生きることは、このような経済情勢下で、ビジネスや日常生活に不可欠です。そのため欧米ではジョギングを始める感覚で瞑想を始めています。瞑想を深めていくと、前向きに物事を見ることが自然になり、あるものをありのままに受け入れることができます。満ち足りることを知れば、我々の生活の質を飛躍的に高めます。

㊷〈E-mail〉子供の成長には両親の愛情が不可欠ですが、両親の愛情が不足すると、将来において我々は様々な欲求を満たせないばかりか、感情表現の著しく乏しい人間になります。この愛情は幼児期に満たされるべきものなのですが、大人になってからでも瞑想で補うことができるのを知りました。

㊸〈E-mail〉肉親の愛情が不足しては、恋愛や結婚や子育てがうまくいきません。これに気づかず、我々はその愛情不足を補うために、他人から愛情を奪おうとします。それが、人々や企業間の競争、国家間の戦争、兄弟姉妹間や親子の憎しみ合い、人間関係でのいがみ合いに繋《つな》がっているのです。瞑想をしばしば行い、この両親からの愛情より更に大きな、宇宙の大意識からの慈愛溢れる光波を感じられたことで、私の心眼も少し開いたと思いました。

㊹〈E-mail〉見合い結婚した直後から、私は主人とは上手くいかないだろうと直ぐに悟りました。数十年も我慢の生活が続いた後、アイアンカー先生のプラナーヤムとメディテーションのヨガ講座の開催を偶然に知り出席しました。瞑想をするようになって数ヵ月経ってから徐々にですが、実に心が軽く気分も晴れ晴れとしてくるのを感じるようになりました。そして、夫は私とはいろいろな点で行き違いはありますが、基本的には良い人なのだと理解できるようになりました。私が変わったので、夫も心なしか良い方向に変化しているように思えます。瞑想にめぐり会えたことを、私の神様にいつも感謝しています。

㊺〈E-mail〉瞑想の歴史は古く、今から四〇〇〇年以上前、インダス文明のモヘンジョダロ遺跡の中から、ヨガと同じような座法で瞑想している神の像を刻んだものが発掘されました。紀元前七世紀以降にはインド、中国、ギリシャ等、世界各地に偉大な宗教家や哲学者が現れ、瞑想を実践普及していきました。瞑想の科学的な研究は、二〇世紀に入ってからで、最初は坐禅中の意識変化等の精神分析的立場からの理論的な研究が中心でした。やがて、脳波や代謝量などの生理学的な研究に焦点が移りました。前世紀後半にはアメリカ精神医学会が心理療法に瞑想法が役立つ可能性を指摘し、瞑想法に関する研究を促す声明を出し、多くの研究結果が出ています。

以上が、多くの方々の瞑想とのかかわり合いと、それから受けている様々な恩恵である。かなり広い感情の分野で、皆さんを勇気づけているのが了解でき、うれしく思う次第である。

瞑想の効用

瞑想の効用を纏めておく。

① 右脳に秘められた能力を開花させる、最速にして最短の方策は、アートマンの霊的レベルの向上を目指して、発せられるシータ脳波が、端的な栄養源となる瞑想ヨガを、正しくコンスタントに、かつ可能な限り頻繁に行うことである。

② 霊魂であるアートマンは、様々な現象界より受ける波動がもたらす刹那から刹那への時の流れの中で、蓄積される疲労を癒す最大の栄養源である瞑想の働きで増波されるシータ波によって、人体に配置された8つのチャクラより吸収され、光波は身体中の細胞にひたひたと拡散されていくのである。

③ 瞑想によってエネルギー・センターであるチャクラに、大切な栄養源の一つであるシータ脳波が健《すこ》やかに発生し、吹き込まれると、それは直ちにアートマンへの滋養となる。その結果、第8のチャクラの中に浮遊しているアートマンの霊的レベルが向上する。更に、アートマン

のレベルは、瞑想と神々への感謝の祈り、そして真言（マントラ）を唱え、霊界との交信を行うことで複合的に大きく高揚する。

④第8のチャクラの中に漂《ただよ》うアートマンと肉体に不測の事態が起これば、アートマンが閉塞されるような状態が出現する。流れ込むエネルギーの減量、ひいては遮蔽《しゃへい》が起こり、閉塞感《へいそくかん》が充満し、身体の変調を招くことになる。それは、直観力の衰えや、判断基準を狂わせたりする原因ともなる。更にその影響で、チャクラの車輪は縮小し、アートマンの疲弊《ひへい》は進み、それがひいては様々な病気の原因となる。瞑想は、こうした事態を回避する。

⑤呼吸法であるプラナーヤム・ヨガの実践による肉体の機能促進と、瞑想法である瞑想ヨガ（メディテーション・ヨガ）による心霊への休養。この二つを柱とした日々の生活の積み重ねと、神々と共に生活し、それぞれのご本尊に対する深い帰依《きえ》により日々を過ごす生活習慣の中に長寿の秘訣があることは言うを待たない。

⑥断食中に瞑想を行うことにより、肉体が浄化され、一層シータ脳波が横溢《おういつ》することになる。臓器の負担が著しく軽減されるために、感覚が鋭く研ぎ澄まされた肉体の中で、アートマンは休養を得、無意識下で休むことなく働き続けているプラーナもエネルギーの燃焼を最低限に抑えられ、最大限の休養を得ることができる。

⑦瞑想による吸呼気の循環を通して、アートマンは鍛錬され磨《みが》かれる過程を多く踏むことにな

る。そのことを含めて、瞑想に繰り込まれている過程を踏むことは、生涯の究極の目標であるクンダリーニ・レベルの向上に大きく寄与《きよ》する。瞑想の最終レベルにおいては、大宇宙の如来の光とアートマンが一致をし、更に梵我一如《ぼんがいちにょ》が究極の境地にまで高揚することになる。

瞑想ヨガと坐禅の違い

瞑想ヨガと坐禅を同一視している者も多いため、瞑想の具体的な準備について述べる前に、両者の根本的な違いについて明記しておかねばならない。両者は正に似て非なるものである。

坐禅の目的は、心の中の雑念や頭の中に浮かんでくるイメージに捕らわれることなく、あるがままの自分を見つめ、無の境地に至ることである。坐禅は目の前に何も置かず、心を無にして行い、自分自身であるアートマンを常に覚錯している状態に保たねば、警策《けいさく》によって意識を呼び覚まされることになる。

一方、瞑想の究極の目標は、アートマンを肉体より完全に離脱させることである。即ち、瞑想によってゆったりとした周期であるシータ脳波の肉体への浸透を試み、右脳の更なる活性化を促し、人体のエネルギー・センターである8つのチャクラを上昇するクンダリーニ・エネルギーの位置を向上させ、究極的には人間の肉体に棲む霊魂であるアートマンの霊的なパワーを高めんとするために行うのである。

坐禅は、衣服と姿勢を正し、坐った状態で精神統一を行う。一方、瞑想ヨガの場合は、坐禅のように厳格な規定はなく、殆どすべてにおいて自由である（瞑想ヨガにおいては、服装はできるだけラフなものがよい）。

坐禅の場合、先ず両手を両腿の上、下腹部の真下に置き、次に、掌を上にした左手の上に、掌を上にした右手を重ねる。両手の親指先端を微かに合わせる、法界定印《ほっかいじょういん》を結ぶ。坐禅は意識が覚錯《かくさく》していなければならないため、この法界定印は真に道理に適っていると言える。瞑想ヨガの場合は、掌を上にした左手の上に、掌を上にした右手を重ねる。ここまでは同じだが、両手の親指の先端は絶対に合わせない（右手の人差し指の先が左手首の辺りにくるようにすると、両手の親指が触れ合うことはない）。両親指の先端が少しでも触れると、気が指先を通して回ることになり、意識がそこに集中するので、アイアンカー式瞑想に入るのはきわめて困難になる。

坐禅の足の組み方は、結跏趺坐《けっかふざ》（左腿《もも》の上に右足を乗せ、右かかとを腹に近づける。次に左足を右腿の上に乗せる）、もしくは半跏趺坐《はんかふざ》（左足のみを右の腿に乗せる）で行う。一方、瞑想ヨガの場合は、胡座《あぐら》を組む（胡座が難しい者は、椅子に座って行っても構わない）。

瞑想ヨガを、坐禅と同じく、結跏趺坐（インド語で、Padmasana〈パドマサーナ〉）や、半跏趺坐（Arda-Padmasanaa〈アルダパドマサーナ〉）で行うことは勿論、可能である。瞑想によく精通したヒンドゥーの僧侶なら、そのような座り方をしても、意識が足全体にいくことはないから全く問題ないであろう。しかし、一般の受講者の場合は、その九〇%が瞑想に入るのに失敗する。よって、アイアンカー式瞑想ヨガにおいては、初めから、胡座(Sukhasana〈スッカサーナ〉)で座るように指導している。

釈尊やイエス・キリストの行った瞑想ヨガは、古くはモヘンジョダロの聖職者より伝播されたものであった。それが紀元後、枝分かれし、坐禅として発展する。それに大きく寄与したのは、南インドの王国の第三王子として生まれ、五世紀から六世紀にかけて中国に長く滞在したヒンドゥーの僧侶、ダルマ(達磨、ボーディダルマ)禅師であった。その後、様々な僧侶を経て、現在の坐禅の形に収斂《しゅうれん》していったのである。

ここで特筆すべきは、不空三蔵(インド名、アモーガヴァジュラ)である。弘法大師空海がもたらした真言宗の金剛界曼荼羅の中心は、大日如来である華厳経のご本尊毘盧遮那仏《びるしゃなぶつ》である。この大日如来を取り巻く四如来の一人、不空成就如来は、理趣経をその第六会《え》として含む密教の経典金剛頂経を中国に伝えた不空三蔵が如来になったものである。仏教の最終局面で分離し、ヒンドゥー教の原点に回帰する真言宗の流れの中で、坐禅は現在の形に収斂したものと考えられる。そして、その過程で坐禅は瞑想ヨガとは大きく異なるものとなった。日本には、中国を経由して、主として臨済禅、宗曹禅として伝わった。

瞑想準備

瞑想ヨガの準備を整える

瞑想ヨガの準備に入る。以下の項目を熟読し、必ず守ってほしい（瞑想ヨガを朝行う場合も、夜行う場合も基本的には同じである。また、グループで瞑想を行えれば、一層集中しやすくなり、理想的な環境も選びやすい）。

①外部からの雑音が届きにくい、なるべく防音された静かな部屋を選ぶ。
②胡座を組むので、畳の部屋を選ぶ。フローリングの場合は、大きめの座布団を敷く。
③瞑想を行う部屋に、自分がご本尊としている神仏の神棚か仏壇があることが理想である。
④神棚や仏壇が別間にある場合は、先ず別間の神仏にお祈りを捧げる。
⑤全く何もない場合は、自分がお祈りしたい神像か仏像を入手して、目線より高いところにお祭りする。神仏は像でなくても、絵でも写真でもよい。必ず果物か花をお供えする。
⑥部屋の空気を入れ替える。
⑦カーテンを閉め、部屋を薄暗くする。

⑧瞑想に入りやすくするため、霊気を呼び込む楽曲をかける。外部からの雑音を排除できない場合は、ボリュームを落としてヘッドホンで楽曲を聞きながら行ってもよい（ただし、楽曲をかけず、静寂の中で瞑想を行う訓練を数回すれば、より上手く三昧の境地に入ることができるようになるということも言い添えておく）。

⑨瞑想は基本的にはいつ行ってもよいが、早朝、午前の遅い時間、午後の遅い時間、夜の九時以降が理想的である。ただし、なるべく空腹時に行う（少なくとも食後二時間を経過した後。飲酒し、酔いがかなり残っている場合は、飲酒後二時間以内は絶対行わない）。

⑩膀胱を必ず空にし、その後、水を大コップ一杯飲む。

⑪できるだけラフな服装で、身体を締めつけるような物は一切、身に着けない。

以上で瞑想の準備が整った。

いよいよ次頁以降において、瞑想の導入部である「瞑想へのプレリュード」、そしてメインの瞑想パートの解説に入る。

お祈りと秘儀「瞑想へのプレリュード」

秘儀「瞑想へのプレリュード」

瞑想ヨガは、「瞑想へのプレリュード」と「瞑想」のメイン・パートから成りたっている。そして更に、「瞑想へのプレリュード」は、前段と後段に分かれており、合わせて六分ほどで終了する。その後、そのまま二、三分間、雑念を排して、眉間に意識を集中する。両目に一切力を加えず、リラックスした状態で無我の境地を保てば、浅い瞑想に静かに入ることができるのである。

「瞑想へのプレリュード」の前段は、インドで広く行われている他流の瞑想法とは、全く異《こと》にする、アイアンカー家の秘儀である。長年、門外不出《もんがいふしゅつ》であったが、長老であるゴビナーダン爺（推定年齢一一〇歳）が、〝お前の言う通りじゃ、もう時代も変わった〟と言って、破顔《はがん》一笑し、ある条件の下に公開に賛同してくれた。

本書で紹介するものは、太古より伝統的に伝わったものを中心に据え、真言宗の開祖弘法大師により中国経由でインドに伝わった真言も加えて、筆者が改良したものである。

革新的な行動派ではあるが、伝統的なしきたりについては保守派でもあるゴビナーダン爺の〝ある条件〟について触れておく。

口承《こうしょう》されてきたアイアンカー家の瞑想ヨガ導入部の秘儀は、「ジャスミンの花の部（Mulla《ムラ》 Puu《プー》〈ムラプー〉）」と、「ジャスミンの実《み》の部（Mulla《ムラ》 Vitta《ヴィッタ》〈ムラヴィッタ〉）」に分かれる。

長老ゴビナーダン爺が公開に賛同したのは、このジャスミンの花の部に限ってのことである。本書において紹介したのも、勿論、この秘儀である。ただし、ジャスミンの花の部は、現在も、建前としては非公開である。文章になるのは、本書が初めてである。

ジャスミンの実の部は、いわゆる奥義の部で、ある種のリスクが伴うと言われており、私アイアンカーの直接指導なくしての公開はご法度《はっと》である。

ジャスミンの花の部は、言ってみれば静《せい》の呼吸法で、心霊と肉体の両方に素晴しい効果のある、健全な鍛錬法である。ぜひ実践してもらいたい。

「瞑想へのプレリュード」については、本書の口絵の図解を参照しながら先を読んでもらう必要がある。口絵の図解を注視し、そして次項以降に述べる「瞑想へのプレリュード」と「瞑想」の内容を暗記するほどに熟読してもらいたい。

「瞑想へのプレリュード」前段

いよいよ「瞑想へのプレリュード」前段に入る。

①背中の支えになるよう、柱、壁、襖《ふすま》、障子等の前に座る。ただし、上半身を支えに押しつけず、背骨の中ほど辺りを軽く支えられるように、胡座を組んで座る（胡座が苦手な人、足に障害がある人は、胡座でなくても構わない）

②首は上向きに突っ張るように固定しないで、首の力をすっかり抜く。

③顔は前傾気味にして、全身の筋肉の力を抜く。

④軽く目を閉じる。このまま終了まで目を開けることはない。気分をリラックスさせ、楽曲の調べに静かに耳を傾ける。

⑤掌を上にして、両腿に、左右それぞれ手を乗せ、人差し指と親指を丸くして、指先をつける（説法印）。次に、人差し指をずらして、指先を親指の根元につける。

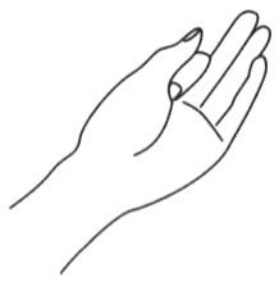

親指と人差し指の先を絶対に触れさせない。
一つ目の印。

⑥各人のご本尊である神仏を、第8のチャクラ（頭頂部）に棲むアートマンの中心にしっかりとイメージする。次に、対応する真言を、声に出すことなく、心眼で唱える。

⑦神仏に感謝し、一日の予定、あるいは前日あったことを報告する。懺悔するのもよい。

（私アイアンカーの場合は、神棚に、お釈迦様、イエス様、コーランの聖句を合祀《ごうし》している。ご本尊であるドルガ女神に対しては、プージャと称する祭祀《さいし》を執り行い、瞑想中のご同席とご指導を祈願する）

ご本尊の真言が分からなければ、私アイアンカーのご本尊であるドルガ女神の真言「シュリ・シャンタ・ドルガ」を唱えればよい。ドルガ女神は煩悩に最も寛容で、非常に許容範囲の広い神霊をお持ちであるので、そのように唱えられるだけでも、大変お喜びになる（本来、ドルガ女神には、真言宗でよく引用される「光明真言」を唱える。少し長いが、ドルガ女神のイメージを描きながら、「アーオー・アボキャベイロシャノウ・マカボダラマニ・ハンドマジンバラ・ハラバリタヤ・ウーン」と唱えるのも、瞑想の大変よいスタートになる）。

これら日本に伝来している真言は、すべてインドで古き時代に使われていたサンスクリット語である。

真言は、ゆっくり息を吸う時に唱える。ドルガ女神の真言「シュリ・シャンタ・ドルガ」は短いので、全部を静かに吸気《きゅうき》とともに唱え終わる。チャクラの位置に真言を残し、呼気《こき》は全く雑念なしの無の状態にアートマンを保ち、ゆっくりと静かに息を吐く。次の吸気で再び同じ真言を唱える（光明真言は長いので、真言の切れ目で一回吸気を終える。次の吸気でその続きを唱える）。「瞑想へのプレリュード」から始まる瞑想ヨガ全体の呼吸は、すべて口を閉じた鼻呼吸である。ゆっくりとなるべく吸気の音が耳に聞こえぬほど静かに息を吸い込む。クンバカ（吸い込んだ吸気をいったん止める）は一切行わず、同じようにゆっくりと静かに息を吐きだす（プラナーヤム・ヨガの五つの呼吸法の内、Dパターンだけは口で呼吸するが、その他は鼻で行う。瞑想ヨガが静的な呼吸であるのに対し、プラナーヤム・ヨガは、動的な激しい呼吸法である。クンバカも行う。この違いを、しっかりと理解してもらわねばならない）。

⑧ 呼吸により、第1のチャクラ（ムーラダーラ・チャクラ、あるいはベース・チャクラとも呼ぶ）に多く存在しているシャクティ（性のエネルギー）を、全身に向かって活性化させる。

⑨ 動のエネルギーであるクンダリーニにより、第1のチャクラから第8のチャクラに向かって、チャクラのレベルを徐々に揚げていく。そして、最後に第1のチャクラに戻る。これが、アイアンカー家の秘儀「ジャスミンの花の部（Mulla Puu《ムラプー》〈ムラプー〉）」である。

これを行うには、大意識をチャクラに留めおき、小意識だけを身体を横に切るように循環させるという、少し複雑な呼吸法を取らねばならない。

チャクラごとに留《とど》まっている大意識のレベルを、循環を繰り返しながら、ゆっくりと上昇させる。各チャクラで三回ずつの呼吸を行い、第1のチャクラから上部のチャクラに向かわせ、最終的に、アートマンが脳髄液の中に常駐している、第8のチャクラ（クラウン・チャクラ）に到達させる。

第8のチャクラに到達した大意識を、再び第1のチャクラに向かって降下させる。その際、背骨のメイン・チャクラに対応する、身体前面のサブチャクラに留《とど》めることなく、静かな呼吸を続けながら、大意識を一気に第1のチャクラに戻す。

これで、「瞑想へのプレリュード」の前段は終了である。

〈注　意〉

大意識を第8のチャクラに留め置いたまま、次のステップに踏み込んではならない。アートマンが肉体より離脱する時に、大意識と交錯させてはならないからである。繰り返す。大意識を第1のチャクラに戻すまで、瞑想のメインのパートに入ってはならない。大意識は、第8のチャクラで、三回の呼吸の後に、第1のチャクラに一気に降下させねばならない。これを違えると、瞑想が不首尾《ふしゅび》に終わることがあるばかりか、後に不快感が残ることが、ごく希《まれ》にある。このことをしっかり記憶に留めて、瞑想を行うことを強く要望する。

「瞑想へのプレリュード」後段

次に、「瞑想へのプレリュード」の後段に入る（アートマンの意識は肉体に未だ留まっている）。

①先ず、両手を合わせる。左手の指が右手の指の上にくるように、互い違いに組む。次に、左手の指を下に一関節分ずらす（一体化金剛印）。

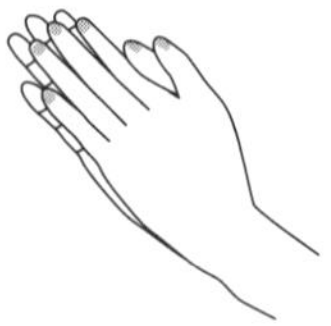

一体化金剛印
左手はドルガ女神を象徴し、右手は不動明王を象徴する。
二つ目の印。

②光明真言「アーオー・アボキャベイロシャノウ・マカボダラマニ・ハンドマジンバラ・ハラバリタヤ・ウーン」を心眼によって唱え、神仏に体内にお入り頂き、アートマンとの合体をイメージする。

③印を結び替える。掌を上にして、両腿に、左右それぞれ手を乗せ、人差し指と親指を丸くして、指先をつける（説法印）。

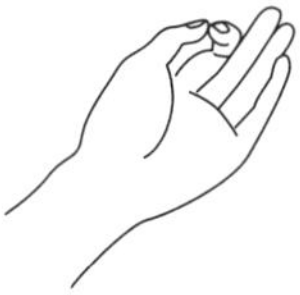
説法印
三つ目の印。

④神仏に感謝申し上げ、感謝の真言「アーオー・ウーン・サラバタタギャアタ・ハンナマンナノウキャロミ」を、声に出すことなく、心眼で唱える。神仏が体内より退出される。

⑤説法印を解き、両手を重ねて腿と腿の間に置く。これで「瞑想へのプレリュード」のすべてが終了する。

⑥そのまま二、三分間、雑念を排して、眉間に意識を集中する。両目に一切力を加えず、リラックスした状態で無我の境地を保てば、浅い瞑想に静かに入ることができる。

インドより真言宗に伝わったサンスクリット語の真言（マントラ）と印を、更なる神々との一体化を目指して、私アイアンカーの独自な発想で連結させたのが、「瞑想へのプレリュード」である。印の結び方と真言の唱え方については、ほぼ真言宗を踏襲《とうしゅう》しているが、アイアンカー家を中心とした南インドのヒンドゥー寺院で、バラモンが取り仕切っている祭祀《さいし》の中で使われていたものも、一部ではあるが取り入れた。

長老のゴビナーダン爺とも相談して、私アイアンカーによって修正されたものであることを明記しておく。

瞑想開始

決められた約束事を守り、雑念が入り込まぬように集中し、気持ちをリラックスさせて、瞑想ヨガのメイン・パートに入る。いよいよ瞑想三昧の世界に没入するのである。

①「瞑想へのプレリュード」が終了したら、新たな印を結ぶ。両手は両腿の上、下腹部の真下に置く。掌を上にした左手の上に、掌を上にした右手を重ねる。両手の親指先端は絶対に合わせない。右手の人差し指の先が左手首の辺りにくるようにすると、両手の親指が触れ合うことはない（ここで絶対に坐禅の時の印相である法界定印の形をとってはならない。気によ

って起こされる意識が親指の先に集中し、その結果メインの瞑想に入ることを困難なものにする）。

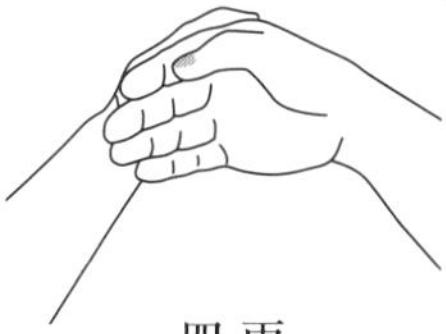

両手の親指の先を絶対に合わせない。
四つ目の印。

② 集中力を増し、深く瞑想へと入っていく。

③ 瞑想中に雑念が入ってきた場合は、口に出すことなく、ドルガ女神の真言「シュリ・シャンタ・ドルガ」の真言（マントラ）を唱える。忘れぬよう、予め自分に言い聞かせておくとよい。

④ 更に瞑想に没入していくと、没我状態となり、アートマンが正に肉体を離脱せんとする瞬間が訪れる。

正しい瞑想を行うためには、その瞑想の意義を自分であるアートマンに言って聞かせ、そして明確に、はっきりとした記憶として刻《きざ》み込んでおく必要がある。霊界との交信を目指す第一歩である。眼前に大きく開けている前途の礎《いしずえ》とするべく、再度、本書を最初から読み直してもらいたい。特に、リーダーを持たず、一人で瞑想ヨガを行うことを志している者は、尚更、本書を隅から隅まで熟読する必要がある。

瞑想は、アートマンに充分な休養を与え、心身を心地よい安らぎの境地へと誘う。また、瞑想は、人間の霊的レベルを向上させる方法の中で、最も有効なものである。

古代の人間の知恵であった瞑想ヨガを、日常の生活に取り入れることができれば、心の不安が一掃されるばかりか、素晴らしい経験をすることができるのである。

私アイアンカーが、多くの方々を瞑想三昧の旅にお連れしたその時をイメージして、以下を読み、想像をかき立ててもらいたい。これは、大分県別府市の福祉会館の日本間で瞑想ヨガを教授した時の実例である。

リーダーである私アイアンカーは、霊気を呼び込む楽曲をかけているCDのボリュームを少し下げる。一層静寂《せいじゃく》になった瞑想室に、妙《たえ》なる調べが心地よい流れとなって美しい音色を奏《かな》でる。

「瞑想へのプレリュード」の後段、語りかけを始める。静かな落ち着いた声で、うっとりとした、そしてふんわりとした雰囲気を醸し出し、幻想の世界へと導く。

参加者は、両方の目を閉じて、胡座を組み、背中を軽く後ろの支えに触れさせている。「瞑想へのプレリュード」の後段の終盤である、参加者の両掌《りょうてのひら》はゆったりと上下に重ねられ両腿の間に置かれている。

集中力が増して、瞑想没入一歩手前の状態であるのが窺い知れた。

さあ　皆さん
これから　素晴らしい　小旅行を　私と共に致しましょう
外の　美しい日本庭園に　目を　向けてみてください
皐月《さつき》の木には　新緑が吹き出でて　辺り一面　かぐわしき緑の海です
庭の先の空から　真っ白なふんわりとした　厚みのしっかりある
大きな白い雲が　舞い降りてきましたね
さあ　皆さんと一緒に　この雲に乗ってみましょう
皆さん　乗り終わりました
ふんわりと気持ちいいですね
大きな雲は　ゆったりと　そしてゆっくりと　上空に向かって昇っていきますよ

遙か下に　別府の町が見えますね
鉄輪《かんなわ》の　温泉郷からは　湯煙が　立っているのが見えます
皆さんを　これから　春の香りいっぱいの　鶴見山の頂上に
私が　ご案内しましょう
爽《さわ》やかな　風が吹いて　気持ちがいいですね
孫悟空の觔斗雲《きんとうん》　のようですね
鶴見山　頂上に　昇りましたよ
今日は　南の　大分の町から　北は　守江《もりえ》湾　杵築《きつき》城も　見渡せますね
さあ　私は　皆さんと　暫し　お別れいたします
あとで　迎えに来ますね
皆さんは　ここで　ゆったりと　リラックスして
遥か　遠くを　眺めながら
時の流れに　身を　ゆだねてください

この語りかけが終わる前に、多くの者が瞑想に没入した。そして、語りかけが終わり、数分もしないうちに、残りの者も瞑想の世界へ誘われた。

肉体離脱

瞑想開始より一〇分ほどで、本格的な瞑想へと入り、没我状態へ到達する。このような状態が一般的には約二〇分間続く。長い場合は、四〇分間ほど継続する。「瞑想へのプレリュード」を含め、瞑想没入までにかかった一〇分を加えると、一回の瞑想に要する時間は約四〇分から六〇分の間である。

初心者の場合、瞑想から醒めた時に、「三〇分経過しましたよ」と告げると、皆、一様に驚愕する。瞑想に没入してからの時間の経過は、全く意識下では認識されていないのである。大きな白い雲に乗って昇った鶴見山山頂でゆったりと身を横たえていた、まだ僅かに意識下にあったアートマンが、約三〇分間、影も形もなくなっていたのである。第8のチャクラで、プラーナの力と相俟って自分の肉体を制御してきたのは、紛れもなく天上界より送られた自己、即《すなわ》ちアートマンであった。その心霊であるアートマンが、約三〇分間という長い時間、雲散霧消《うさんむしょう》したのである。

肉体を離脱したアートマンのガヴァナンスを司《つかさど》っていたものは、ゆったりとした脳波であるシータ波であった。シータ波は、仏陀の脳波と言われ、釈尊が頻繁に行ってきた瞑想ヨガの中にも必ず現れていた。全ヨガが八種類に分けられる中で、瞑想ヨガは第六、第七、第八の三レベルに分かれる（一般衆生のレベルは第六である）。

仏陀の菩提樹下の瞑想は第七のレベルであり、仏陀が涅槃の折に到達したレベルは、最上位の第八のレベルであった。マルコ伝第四章におけるイエス・キリストの瞑想は、第七のレベルのものであった。これら高次の瞑想においては、肉体より離脱したアートマンが別な宇宙的な次元に存在したことを、肉体に戻ったアートマンより、改めて感知することができる。無意識下の瞑想が作りだす意識下の磁場において、神々との交信が可能となったのである。

一般衆生の瞑想は、シータ波の脳波が発生するという点においては、仏陀やイエス・キリストと同様である。しかし、アートマンが無意識下の意識に存在していたことを、脳の海馬の記憶装置より検索することができるのは、未踏《みとう》な領域に留まることを許された高レベルのアートマンだけである。それは、特殊な聖人に対して、神々が与えたもうた能力である。そのレベルに到達するのは、煩悩をすべて滅却して、悟りの境地に到達した特殊なアートマンに限られる。

そうであるならば、一般的にクンダリーニ・レベルの低い衆生においては、瞑想に対し、何を期待すればよいのであろうか。

コンスタントに、しかも頻繁《ひんぱん》に、正しいガイドラインに則して、瞑想ヨガを実行し、カルマの達成度や精進を積んできた軌跡《きせき》などがすべて満足なものであったとして、衆生は、釈尊やイエス・キリストやモハメッドや空海や、その他諸々のすべてを極めた高位の僧職者が到達した第七レベルの瞑想の入り口に到達することができるのであろうか。

瞑想中に放出されるシータ脳波によって、アートマンは慰撫《いぶ》され、更に瞑想を頻繁《ひんぱん》に行うことによって浄化される。しかしながら、既に解脱されて今生現象界を立ち去られた釈尊やイエス・キリストやモハメッドに比べれば、衆生のそのような精進は遥《はる》かに及ばないものであろうことは、私アイアンカーを含め、すべての衆生が認め、納得するところであろう（聖人たちが到達した聖域を目指す精進には、絶望的な虚《むな》しささえ感ずると主張する私アイアンカーを、この世の小賢《こざか》しき賢人達はなんと非難するであろうか）。

私アイアンカーは真言宗による、阿闍梨（アーチャーリヤ）として灌頂《かんじょう》を受ける過程で、空海様によってもたらされ、南インドで当時広く信仰されていた金剛頂経《こんごうちょうきょう》の修養に時間を割いた。その中に、第六会《え》として、煩悩を肯定するヒンドゥーの教えそのものである理趣経《りしゅきょう》が存在した。理趣経は、高野山の一二〇近い真言宗の寺院をはじめ、非常に多くの真言寺院で、毎日の勤行《ごんぎょう》で唱えられており、真言宗において最も重要なる経典であるといっても過言ではない。

空海様に帰依《きえ》し、理趣経が悩める衆生を救う経典であると信奉《しんぽう》した時に、瞑想の結果と到達可能なレベルについての懐疑に、一条の光明が差したのである。

理趣経には、煩悩を受け入れて何が悪いと、高らかに謳われていたのである。それは、「ある程度の煩悩と共に生きてもよしとする」というアイアンカー家の教義が、南インドで編纂《へんさん》され日本にまで伝わった経典と同根であることの証明でもあった。

筆者は欣喜雀躍《きんきじゃくやく》としたのである。ある程度の煩悩は受け入れて、小楽を謳歌《おうか》し、精進することができるのであれば、大いなる希望が持てる。

我々衆生のアートマンにおいても、第六レベルの瞑想ではあるが、それを頻繁に行うことによって、第七レベルの入り口までは到達できる。私アイアンカーが抱いた懐疑的帰結《かいぎてききけつ》は、ここにきて滅却《めっきゃく》され、明るい光の差す突破口が見えてきたのであった。

深く道を求めんとしている衆生諸氏よ、第七レベルの入り口までは到達できる。それは不可能ではないのだ。

僅かな意識の欠片《かけら》によって、神々との交信を僅かばかりであっても認知することができたアートマンが、その絢爛《けんらん》たる光の海の美しさを記憶に蘇《よみがえ》らすことができたならば、無上の喜びである。それを可能にする長い道程の入り口に立つことが、瞑想によってできるのである。

さて、別府市の背面にそびえる鶴見山の頂の上に昇った厚い白い雲の中で瞑想に耽っている人々をそろそろ、下界に降ろして差し上げることにする。素晴しい瞑想の中に埋没している、ゆったりと漂っている人々を、現実の生活に戻す。リーダーとしては、なんだか申し訳ないような、残酷なような気分にさせられる瞬間でもある。

小さくゆっくりと手拍子を打つ。

手拍子を少し大きくしたところで、打つのを止め、全員に小さな声でゆっくりと話しかける。声を徐々に大きくし、言葉を徐々に長めにしていく。

さあ　皆さん
そろそろ　下界に降りますよ
さあ　皆さん
長い瞑想より　目覚めていただきますよ
よく　思いだしてください
私と　一緒に　觔斗雲《きんとうん》に乗って　ゆったりとしましたね
もうそろそろ　元の場所に　皆さんを　連れ帰る時が　来ました

私と　一緒に　この白くて厚い雲に乗って
ゆっくりと　鶴見山を　別府湾の方に向かって　降り始めましたよ
さっき　昇ってきた時と違って　ゆったりとした気分ですね
なんだか　疲れが取れたような　気分ですよね
皆さんは　毎日　忙しく　生活していましたが
この私と一緒に　行った　小旅行で　すっかり　疲れが取れたのです
さあ　これから　あなたの身体の中に　あなたは戻ります
今日　これから　元気いっぱいですよ
嫌なことが　あっても　怒りたくなっても
皆さんは　ニコニコして
何だ　そんなこと　たいしたことないじゃない　と
軽く　やり過ごすことが　できます
済んだことは　みんな　過去に属することです
過去とは　みな　終わったことです
間違えてしまった　過去は
一度　反省したら　忘れましょう

あなたには　日々新たな明日が　待っているのです
皆さんの　この素敵な　白い雲は
福祉会館の　裏庭に　到着しました
さあ　そこから　すーっと　この素晴らしい　お座敷に　お入りくださいね
もう　皆さんは　皆さんの　元のお宿であった　身体の中に　入り込みました
もう　すっかり　戻りましたね
それでは　皆さんに　ヴィジラサーナ　かしこまって　座って　いただきます
はい　皆さん　よくできました

肉体を離脱したアートマンは、第8のチャクラに帰着し、そのまま何事もなかったかのように日常生活に回帰する。瞑想を始めるようになってから初期の段階においては、アートマンは早く肉体に帰着するのが、一般的な傾向である。ここで念のため明記しておくが、瞑想からは例外なくすべての者が回帰する。

肉体より離脱していたアートマンは、第8のチャクラへ忍び寄るように入り込む。そして、同時に瞑想からの覚錯が起きる。アートマンが肉体を離脱し、再び戻る。瞑想の熟練者が個人で行う場合、その間、早い時で二〇分、遅い時で四〇分くらいである。第六レベルの瞑想の場合、自分の肉体より遠く離れていたアートマンが、ゆったりと、おっとりとした雰囲気の中で、肉体に帰還する。

肉体に帰着したアートマンは、暫しの間、シータ波の波長から、ベータ波が君臨する日常の生活の中に向かわねばならない。シータ脳波はゆっくりと調整され、ベータ波に移行せんとするのが、初心者の瞑想の場合起こることである。

しかし、瞑想を重ねて行っていると、シータ脳波はベータ脳波に復元されることなく、アルファ脳波のまま留まるという素晴らしい効果が得られる。その結果、記憶やイメージによる情報処理能力は飛躍的に高まる。瞑想は、多角的にアートマンのレベルを上げる、最大にして最良の手段なのである。

アイアンカー式瞑想法は、一読しただけでは、難解に思われるであろう。しかし、実際にその方法に精通すれば、四囲の状況と自分の準備さえ整えば、日常、頻繁に様々な場所で行うことができる。

良きリーダーの下、あるいは一人で、この素晴らしい、効用に満ち溢れたアイアンカー式瞑想ヨガを、先ずは実践してもらいたい。

インドの聖人マハトマ・ガンディの名言を紹介したい。
You must be the change you wish to see in the world.
（あなたが世界の中に変化を見たいと望むなら、あなた自身がその変化でなければならない）
隗《かい》より始めよ、である。

結語——読者諸氏へ

読者諸氏、本書により瞑想の効用と瞑想の方法が理解できたなら、ぜひ今すぐにでも自宅の一室の環境を整え、瞑想を始めていただきたい。

太古の時代に、神々より、モヘンジョダロ共和国の聖職者たちに伝搬された瞑想ヨガは、神々より人類に送られた至宝《しほう》の贈り物であった。

肉体の中で全機能を一瞬たりとも休むことなく作動させているプラーナ・エネルギーと、その一部をコントロールしているあなた自身であるアートマン。瞑想はそれらに対する最大の滋養である。

私アイアンカーも、過去において様々な困難に遭遇してきた。痛めつけられた心身をアイアンカー式瞑想法によって、その折ごとに何度も繰り返し、癒してきたのである。肉体より、あなたの心霊であるアートマンを離脱させることによって得られる、筆舌に尽くし難い、無とも、幻想とも、空とも異なる、それはあなたにとって、新しい体験となるはずである。

読者諸氏には、ぜひ拙著『心眼奉納　人は何故生きるか』（東洋出版）を参照してほしい。本書の内容についての理解の一助となるはずである。

尚、三〇〇〇年に亘りアイアンカー家に伝わる呼吸法であるプラナーヤム・ヨガの解説書も、機会があればぜひ出版したいと考えている。

最後に、私アイアンカーの数ある座右の銘の中から一つを、読者諸氏に贈る。

Action is more manifest than words.（行動は言語より明快なり）

立命館アジア太平洋大学大学院　客員教授
ワスデーヴァ・ナイア・アイアンカー

本書についてのご意見・ご感想は、ヨガジャパン（yogajapan@hotmail.com）までお送り下さい。

〈参考文献〉

ワスデーヴァ・ナイア著『心眼奉納　人は何故生きるか』東洋出版、二〇〇八年
Elizabeth Clare Prophet, *The lost years of Jesus*, Summit University Press; 2nd edition, 1988.
七田　眞著『超右脳革命』総合法令出版、一九九六年
エリザベス・キューブラー・ロス著（鈴木　晶訳）『死ぬ瞬間』読売新聞社、一九九八年
Raymond Moody, *Life After Life*, MBB, 1975.
黒崎幸吉著『註解新約聖書』Ｗｅｂ版
坂本幸男／岩本　裕共訳『法華経・上中下』岩波書店、一九七六年
藤本勝次著『モハメッド』中央公論新社、一九八五年
大森義成編著『実習　真言宗の密教と修行』学研パブリッシング、二〇〇八年
湯浅泰雄編著『気・修行・身体』平河出版社、一九八六年
福田亮成監修『詳解　空海と真言宗』学研パブリッシング、二〇〇九年

山口　益著『空の世界』大法輪閣、二〇〇六年
羽毛田義人著／阿部龍一訳『空海密教』春秋社、一九九六年

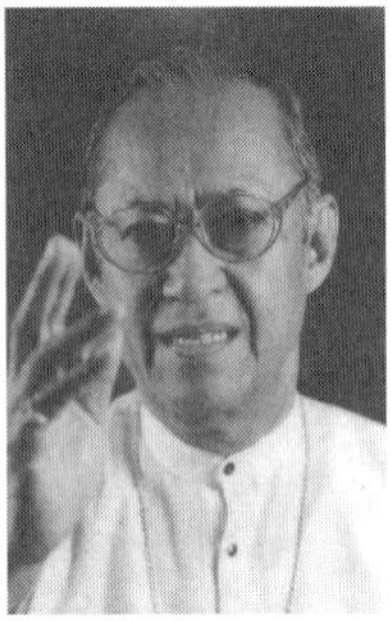

ワスデーヴァ・ナイア・アイアンカー

立命館アジア太平洋大学大学院客員教授

インドで三千年以上続くアイアンカー家の末裔の一人で、親日派インド人。日本で教育を受け、最終学歴は京都大学工学博士。アジア開発銀行上級職を経て三菱総合研究所海外開発室長を務めた国際派でもある。現在は客員教授として立命館アジア太平洋大学大学院で国際開発金融論、環境保全論等を教えている。ディヴェン・ナイアの筆名で、歴史ミステリー超大作である『聖フランシスコ・ザビエル殺人事件』、『鹿屋ファイルの秘密』、『インド・アジャンタ綺譚』を出版。アイアンカー家秘伝のヨガの呼吸法であるプラナーヤム・ヨガと瞑想法である瞑想ヨガの伝道師としても、広く活躍中。講演集「人はなぜ生きるか」のＤＶＤは多くの人に生きる力を与えている。ワスデーヴァ・ナイアの実名で『心眼奉納　人はなぜ生きるか』を出版。真言宗の僧侶として得度を受け、さらに伝法灌頂を受けた阿闍梨でもある。

瞑想《めいそう》ヨガ　魂《たましい》のやすらぎ

二〇一〇年六月二三日　第一刷発行

定価はカバーに表示してあります

著　者　ワスデーヴァ・ナイア・アイアンカー

発行者　平谷茂政

発行所　東洋出版株式会社
東京都文京区関口 1-23-6, 112-0014
電話（営業部）03-5261-1004　（編集部）03-5261-1063
振替　00110-2-175030
http://www.toyo-shuppan.com/

印　刷　モリモト印刷株式会社

製　本　岩渕紙工所

ISBN 978-4-8096-7627-7